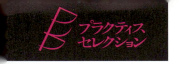

糖尿病を診る
ポケット検査事典

『プラクティス』編集委員会 企画

島田 朗・黒瀬 健・三浦義孝 編著

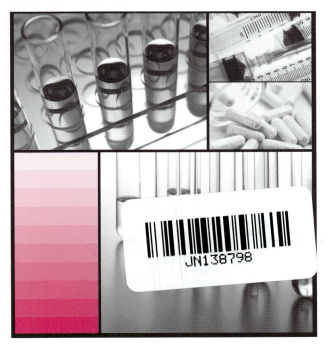

医歯薬出版株式会社

This book was originally published in Japanese under the title of:

TONYOBYO O MIRU POKETTO KENSA JITEN
(Pocket Dictionary of Diabetes Laboratory Medicine)

Editors:
SHIMADA, Akira et al.
SHIMADA, Akira
  Professor, Department of Endocrinology and Diabetes,
  Saitama Medical University

©2017 1st ed.

ISHIYAKU PUBLISHERS, INC.
  7-10, Honkomagome 1 chome, Bunkyo-ku,
  Tokyo 113-8612, Japan

序

　糖尿病・内分泌領域における基礎研究，臨床研究，検査技術などの進歩により，臨床現場における検査項目についても，多岐にわたるようになった．そのような現状において，これらの検査結果をどう評価し，どのように診療に活用していくかがきわめて重要な課題であるが，実際にはこれらの優れた検査を十分に活用できていないことが多い．これは，それらの結果の解釈に，従来にも増して，より専門性の高い知識と経験が必要なケースが多くなっていることが一因と考えられる．

　しかしながら，updateされた内容をカバーしつつ，かつ，コンパクトに凝縮された検査に関する書物はなかなか見当たらない．本書は，糖尿病・内分泌領域において第一線で活躍されている著名な先生方にご執筆いただき，それぞれの検査における重要なポイントをわかりやすくご解説いただいた希少な一冊である．さらに，若い研修医の先生方やコメディカルの方々が，病棟などにおいて持ち運びしやすいようにきめ細かく配慮し，見やすさを追求するなどの工夫も凝らされている．診療現場における必携の一冊と自負できる検査事典である．

　本書が，糖尿病・内分泌領域において診療の質のさらなる向上に貢献することを期待する次第である．

2016年5月

埼玉医科大学　内分泌・糖尿病内科　**島田　朗**
関西電力病院　糖尿病・代謝・内分泌センター　**黒瀬　健**
みうら内科クリニック　**三浦義孝**

本書は，2016年5月20日発行の別冊プラクティス「糖尿病を診るポケット検査事典」を書籍として再刊したものです．

執筆者一覧

■編　集

島田　朗	埼玉医科大学	内分泌・糖尿病内科
黒瀬　健	関西電力病院	糖尿病・代謝・内分泌センター
三浦　義孝	みうら内科クリニック	

■執　筆（五十音順）

荒木　信一	滋賀医科大学	糖尿病・腎臓・神経内科
池田　香織	京都大学大学院医学研究科	糖尿病・内分泌・栄養内科学
石井　克尚	関西電力病院	循環器内科
石原　寿光	日本大学医学部	糖尿病代謝内科
稲垣　暢也	京都大学大学院医学研究科	糖尿病・内分泌・栄養内科学
犬飼　敏彦	獨協医科大学越谷病院	糖尿病内分泌・血液内科
今川　彰久	大阪大学大学院医学系研究科	内分泌・代謝内科学
岩﨑　泰正	高知大学臨床医学部門	
内田　文	佐賀大学医学部	循環器内科
海老原　健	自治医科大学医学部	内科学講座内分泌代謝学部門
及川　眞一	日本医科大学付属病院　糖尿病・内分泌代謝内科／複十字病院　糖尿病・生活習慣病センター	
及川　洋一	東京都済生会中央病院	糖尿病・内分泌内科
大塚　史子	昭和大学藤が丘病院	糖尿病・代謝・内分泌内科
尾形真規子	東京女子医科大学	糖尿病センター
沖　隆	浜松医科大学医学部	地域家庭医療学
金﨑　啓造	金沢医科大学	糖尿病・内分泌内科
金澤　昭雄	順天堂大学医学部	代謝内分泌学講座
上硲　俊法	近畿大学医学部附属病院	臨床検査医学部
川﨑　英二	新古賀病院	糖尿センター
木村　武量	大阪大学大学院医学系研究科	内分泌・代謝内科学
黒瀬　健	編集に同じ	
小須田　南	日本大学医学部	糖尿病代謝内科
古宮　俊幸	関西電力病院	腎臓内科
古家　大祐	金沢医科大学	糖尿病・内分泌内科
齊木　亮	昭和大学藤が丘病院	糖尿病・代謝・内分泌内科
佐藤尚太郎	昭和大学藤が丘病院　糖尿病・代謝・内分泌内科／さとう内科クリニック	
佐藤　洋	関西電力病院	臨床検査部
塩野　陽	聖マリアンナ医科大学	眼科
島田　朗	編集に同じ	
下村伊一郎	大阪大学大学院医学系研究科	内分泌代謝内科
鈴木　敦詞	藤田保健衛生大学医学部	内分泌・代謝内科学
諏訪　哲也	岐阜大学大学院医学系研究科	内分泌代謝病態学
大門　眞	弘前大学大学院医学研究科	内分泌代謝内科学

高橋　　裕	神戸大学大学院医学研究科　糖尿病内分泌内科学	
高橋　良輔	京都大学大学院医学研究科　臨床神経学	
竹内　靖博	虎の門病院　内分泌センター	
多田　英司	関西電力病院　循環器内科	
立花　直子	関西電力医学研究所　睡眠医学研究部	
田所　梨枝	昭和大学藤が丘病院　糖尿病・代謝・内分泌内科	
田村　博史	山口大学大学院医学系研究科　産科婦人科学	
永井　崇博	関西電力病院　循環器内科	
長坂昌一郎	昭和大学藤が丘病院　糖尿病・代謝・内分泌内科	
中村　二郎	愛知医科大学医学部　内科学講座糖尿病内科	
成田　琢磨	秋田大学大学院医学系研究科　内分泌・代謝・老年内科学	
二川原　健	つがる総合病院　内分泌糖尿病代謝内科	
西尾　善彦	鹿児島大学大学院　医歯学総合研究科　糖尿病・内分泌内科学	
錦戸　利幸	佐賀大学医学部　循環器内科	
西村　理明	東京慈恵会医科大学　糖尿病・代謝・内分泌内科	
野出　孝一	佐賀大学医学部　循環器内科	
橋村　孝幸	関西電力病院　泌尿器科	
羽田　裕亮	東芝病院　代謝内分泌内科	
林　　俊行	昭和大学医学部内科学講座　糖尿病・代謝・内分泌内科学部門	
人見　健文	京都大学大学院医学研究科　臨床病態検査学	
表　　孝徳	関西電力病院　糖尿病・代謝・内分泌センター	
平野　　勉	昭和大学医学部内科学講座　糖尿病・代謝・内分泌内科学部門	
堀　　　綾	順天堂大学医学部　代謝内分泌学講座	
堀井　俊伸	浜松医科大学医学部　感染制御学	
前川　　聡	滋賀医科大学　糖尿病・腎臓・神経内科	
松久　宗英	徳島大学　先端酵素学研究所　糖尿病臨床・研究開発センター	
三浦　義孝	編集に同じ	
柳田　素子	京都大学大学院医学研究科　腎臓内科学	
山内　敏正	東京大学医学部附属病院　糖尿病・代謝内科	
山岡　正弥	大阪大学大学院医学系研究科　内分泌代謝内科	
山田研太郎	久留米大学医学部　内分泌代謝内科	
山田　　悟	北里研究所病院　糖尿病センター	
横井　秀基	京都大学大学院医学研究科　腎臓内科学	
吉田　　博	東京慈恵会医科大学　臨床検査医学講座／東京慈恵会医科大学附属柏病院　中央検査部	

目　次

序　　島田　朗・黒瀬　健・三浦義孝 ……………………………………iii
検査法一覧 …………………………………………………………………viii
本書の見方 ……………………………………………………………………1

1　血糖コントロールの指標 …………………………………………………2
グルコース（血糖，ブドウ糖）　2／ヘモグロビンA1c（HbA1c）　4／グリコアルブミン（GA）　6／1,5-アンヒドロ-D-グルシトール（1,5-AG）　8／持続血糖モニター（CGM）　10

2　病態の評価 …………………………………………………………………12
インスリン（IRI）　12／Cペプチド　14／プロインスリン／インスリン比（P/I比）　15／グルカゴン　17／ソマトスタチン　18／グルカゴン様ペプチド-1（GLP-1）　19／グルコース依存性インスリン分泌刺激ポリペプチド（GIP）　21／ミニマルモデル　23

3　急性代謝失調 ………………………………………………………………25
ケトン体　25／浸透圧　26／乳酸　27／ピルビン酸　30

4　免　疫 ………………………………………………………………………32
抗グルタミン酸デカルボキシラーゼ抗体（抗GAD抗体）　32／抗IA-2抗体　33／抗インスリン自己抗体，抗インスリン抗体　36／抗ZnT8抗体　39／膵島細胞質抗体（ICA）　43／ヒト白血球抗原（HLA）　44／抗インスリン受容体抗体　46

5　負荷試験 ……………………………………………………………………47
経口ブドウ糖負荷試験（OGTT）　47／経静脈ブドウ糖負荷試験（IVGTT）　49／食事負荷試験　51／グルカゴン負荷試験　52／アルギニン負荷試験　54／インスリン負荷試験（ITT）　56／人工膵臓を用いたグルコースクランプ法　58／絶食試験　61

6　合併症 ①　網膜症 ………………………………………………………63
糖尿病網膜症ステージ　63／蛍光眼底造影検査　67

7　合併症 ②　腎症および水・電解質代謝 ………………………………69
腎症ステージ　69／クレアチニンクリアランス（eGFRを含む）　73／シスタチンC　76／尿中アルブミン　78／尿中L型脂肪酸結合蛋白（尿中L-FABP）　80／N-アセチル-β-D-グルコサミニダーゼ（NAG）　82／尿酸（尿酸クリアランスを含む）　83／電解質　84／酸塩基平衡　87／エリスロポエチン（EPO）　90／バソプレシン（AVP，抗利尿ホルモン〔ADH〕）　91／BNP, NT-proBNP　93

8　合併症 ③　神経障害 ……………………………………………………94
アキレス腱反射（ATR）　94／振動覚　95／モノフィラメント　96／神

経伝導検査(NCS) 97／心電図R-R間隔変動 100／電子瞳孔計 102／体位変換試験—起立試験，ヘッドアップティルト試験 104／胃内容排泄時間測定 106／膀胱機能検査 108

9 合併症④ 大血管症 ……110
頸動脈超音波検査 110／下肢血管超音波検査 111／足関節上腕血圧比，足趾上腕血圧比，脈波伝播速度(ABI, TBI, PWV) 112／冠動脈CT 115／心臓超音波検査(心エコー検査) 117／血圧 121／(24時間)自由行動下血圧(ABPM) 122

10 合併症⑤ 肥満・その他 ……124
肥満度(BMI) 124／内臓脂肪面積(CT法，インピーダンス法) 126／腹囲(ウエスト周囲長) 128／体重 129／基礎代謝 130／終夜パルスオキシメトリ(終夜酸素飽和度モニター) 132／アディポサイトカイン[レプチン，TNFα，PAI-1，レジスチン] 135／アディポネクチン(Ad) 137／骨塩定量(骨密度) 141

11 脂　質 ……143
コレステロール①[総コレステロール，HDLコレステロール，non-HDLコレステロール，LDLコレステロール] 143／コレステロール②[リポ蛋白分画，コレステロール分画] 145／アポリポ蛋白[Apo A-I, A-II, B-100, C-II, C-III, E] 148／遊離脂肪酸(FFA) 151／脂肪酸分画 153／リポ蛋白[RLP-C, Lp(a)] 155

12 内分泌 ……158
甲状腺関連[TSH, FT_3, T_3, FT_4, T_4, TPO-Ab, Tg-Ab, TRAb, TSAb, Tg, TBG] 158／副甲状腺関連[Ca, Intact PTH, Whole PTH, PTHrP, ビタミンD, ALP] 160／副腎皮質関連①[ACTH, コルチゾール, DHEA-S] 163／副腎皮質関連②[PAC, PRA, ARC] 167／副腎髄質関連[A, NA, DA, MN, NMN, VMA] 169／性腺関連[LH, FSH, E_2, T, PRL] 171／成長ホルモン関連[GH, IGF-I] 174

13 膵外分泌 ……177
アミラーゼ 177／リパーゼ 179／トリプシン 180／エラスターゼ1 181

14 感染症 ……182
培養検査(好気性菌，嫌気性菌，抗酸菌) 182／マイコプラズマ抗原定性 186／レジオネラ抗原定性(尿) 188／肺炎球菌莢膜抗原定性(尿・髄液) 190／A群β溶連菌迅速試験定性 192／ノロウイルス抗原定性 194／インフルエンザウイルス抗原定性 195／クォンティフェロン®(QFT) 197／T-スポット®.TB 200

索　引 ……203

検査法一覧

Agarose gel electrophoresis　アガロースゲル電気泳動

CLEIA：Chemiluminescent enzyme immuno assay
化学発光酵素免疫測定法

Colloidal gold agglutination　金コロイド凝集法

ECLIA：Electrochemiluminescence immuno assay
電気化学発光免疫測定法

EIA：Enzyme immuno assay　酵素免疫測定法
(ELISA：Enzyme linked immuno sorbent assay)

FA：Fluorescent antibody method　蛍光抗体法

HPLC：High performance liquid chromatography
高性能液体クロマトグラフィー

Immunochromatograpy　イムノクロマト法

LA：Latex agglutination turbidimetry　ラテックス凝集比濁法

Nephelometric immuno assay　ネフェロメトリー法

PA：Particle agglutination　粒子凝集法

PAGE：Poly-acrylamide gel electrophoresis
ポリアクリルアミドゲル電気泳動法

PCR：Polymerase chain reaction　ポリメラーゼ連鎖反応

RIA：Radio immuno assay　放射性免疫測定法

RLA：Radioligand assay　ラジオリガンドアッセイ
(RBA：Radioligand binding assay)

RT-PCR：Reverse transcriptase-polymerase chain reaction
逆転写酵素を用いたポリメラーゼ連鎖反応

TIA：Turbidimetric immuno assay　免疫比濁法

※本書に掲載された主な検査法と略語を取り上げています．

本書の見方

英名（略語）を示します　　　　　　検体を示します

plasma glucose (PG)*¹, blood glucose (BG)*²　　　検 血漿, 毛細管血

グルコース（血糖, ブドウ糖）

項目名（別名または略語）を示します

基準値 — 検査の基準値を示します

どんな検査か？
— 検査の基本事項を示します

どんなときに調べるか？
— 検査の目的を示します

何がわかるか？
— 検査の臨床的意義や異常値をとる疾患を示します

どう読むか？
— 検査の判読を示します

何に注意すればよいか？
— 検査の注意点を示します

保険 — 保険情報（【項目名】診療報酬点数）を示します

- 本書は，2016年5月時点で一般に測定されている糖尿病関連の検査項目を収載し，概要を簡潔にまとめたものです．
- 本書に記載されている内容，および数値は絶対的なものではありませんので，診断・治療にあたっては，必ず各種ガイドラインなどの最新情報，および各施設や検査センターの設定する基準値などをあわせてご参照ください．
- 本書でのHbA1cは，特に断りのないかぎり本文・図表ともにHbA1c（NGSP）で表記しています．

plasma glucose (PG)[*1], blood glucose (BG)[*2]　　　　　　　検 血漿，毛細管血

グルコース（血糖，ブドウ糖）

基準値　空腹時血漿グルコース濃度　70〜109 mg/dl

どんな検査か？
酵素法（ヘキソキナーゼ法・グルコース酸化酵素法・グルコース脱水素酵素法）により血漿あるいは毛細血のグルコース濃度を測定する．

どんなときに調べるか？
高血糖や低血糖を疑う場合に，空腹時や随時に測定する．糖尿病患者に対しては，血糖管理状況を把握するために行う．また，インスリンやGLP-1受容体作動薬での治療中，あるいは妊娠時の糖尿病患者に対して，血糖自己測定（SMBG）を自己管理に活用する．

何がわかるか？
高値　空腹時110 mg/dl以上では糖尿病や境界型糖尿病を疑い，経口ブドウ糖負荷試験（75 gOGTT）を行う．空腹時血糖126 mg/dl以上，随時または75 gOGTT 2時間値が200 mg/dl以上を1回認めた場合を糖尿病型と診断し，2回以上で糖尿病と診断する．糖尿病型にHbA1c 6.5%以上，あるいは糖尿病網膜症，特徴的な症状を認めれば糖尿病と診断する．
　　妊娠中に空腹時血糖92 mg/dl以上，75 gOGTT 1時間値180 mg/dl以上，2時間値153 mg/dl以上のいずれかが認められれば妊娠糖尿病と診断する．
　　400 mg/dl以上の高度上昇を認めれば，糖尿病ケトアシドーシス・高浸透圧高血糖症候群を鑑別し，速やかに対応する．

低値　低血糖（70 mg/dl未満）では糖尿病治療による低血糖，ダンピング症候群など反応性低血糖，その他インスリン自己免疫症候群，インスリノーマ，下垂体機能低下症などの低血糖症を鑑別する．

どう読むか？
- 糖尿病治療における血管合併症の予防のためには，空腹時血糖130 mg/dl未満，食後血糖180 mg/dl未満を治療目標の目安とする．

[*1]plasma glucose (PG)：血漿グルコース濃度
[*2]blood glucose (BG)：全血（毛細管血）グルコース濃度

何に注意すればよいか？

- グルコース濃度は静脈血・毛細血・動脈の順に高値を示す.
- 測定まで時間がかかる場合，解糖系阻害薬（NaF, EDTA など）を用い，速やかに血漿分離を行い冷却保存する.

保険　【グルコース】検査料11点／生化学的検査（Ⅰ）判断料144点
【血糖自己測定器加算】月20回，40回，60回以上測定する場合に各400点，580点，860点．さらに1型糖尿病，小児低血糖症，妊娠中の糖尿病患者では月80回，100回，120回以上測定する場合に，各1,140点，1,320点，1,500点

文献　1）清水一紀：日本臨牀，**70**（増刊号）433～437, 2012.

（松久宗英）

ヘモグロビンA1c（HbA1c）

基準値　4.7〜6.2％

どんな検査か？
赤血球のヘモグロビンが非酵素的糖化反応を受け生成するHbA1のなかで，β鎖のN末端バリンが糖化したものをHbA1cと呼ぶ．HPLC法，免疫法，酵素法で測定される．

どんなときに調べるか？
耐糖能異常あるいは糖尿病を疑うときの診断目的，あるいは糖尿病患者の長期の血糖コントロール状態を知るために調べる．

何がわかるか？
赤血球が曝露した血糖値に比例して上昇するため，1〜2カ月の血糖値の平均を反映する．食事の影響を受けず測定値にばらつきが少なく，DCCT（Diabetes Control and Complications Trial），UKPDS（United Kingdom Prospective Diabetes Study），Kumamoto Study など多くの臨床研究のエビデンスが得られている．原因なく異常低値をきたす場合は，インスリノーマなどの低血糖症や異常ヘモグロビン症などを鑑別する．

どう読むか？
- 高血糖の基準（空腹時血糖 126 mg/dl 以上，随時血糖 200 mg/dl 以上，糖負荷試験〔75 gOGTT〕2時間値 200 mg/dl 以上）をみたし，HbA1cが6.5％以上あれば，1回の検査で糖尿病と診断できる．
- 糖尿病治療において，合併症予防の観点からHbA1cは7％未満を目標とする（図）．食事療法や運動療法のみの場合，また薬物療法中でも低血糖の副作用なく達成可能であればHbA1c 6％未満をめざす．一方，低血糖などの理由で治療強化が難しい場合は8％未満をめざす．

何に注意すればよいか？
- HbA1cは相対的指標であり，これのみで糖尿病と診断できない．急激に発症・増悪した糖尿病では見かけ上低値となり，急速に血糖改善した場合では見かけ上高値となる（表）．また，失血・溶血・悪性貧血・脾機能亢進時に赤血球寿命の短縮が生じ，異常低値となる．また，鉄欠乏状態では高値に，鉄欠乏性貧血の回復期には低値をきたす．また異常ヘモグロビン症の場合は，大半は低値をきたす．

血糖コントロールの指標

目標	血糖正常化を[注1] 目指す際の目標	合併症予防[注2] のための目標	治療強化が[注3] 困難な際の目標
	コントロール目標値[注4]		
HbA1c(%)	6.0未満	7.0未満	8.0未満

治療目標は年齢，罹病期間，臓器障害，低血糖の危険性，サポート体制などを考慮して個別に設定する．

注1) 適切な食事療法や運動療法だけで達成可能な場合，または薬物療法中でも低血糖などの副作用なく達成可能な場合の目標とする．
注2) 合併症予防の観点からHbA1cの目標値を7%未満とする．対応する血糖値としては，空腹時血糖値130mg/dl未満，食後2時間血糖値180mg/dl未満をおおよその目安とする．
注3) 低血糖などの副作用，その他の理由で治療の強化が難しい場合の目標とする．
注4) いずれも成人に対しての目標値であり また妊娠例は除くものとする．

日本糖尿病学会編・著：糖尿病治療ガイド2014-2015, 文光堂, 2014, p.25より転載

図 血糖コントロール目標

表 HbA1cと平均血糖値とが乖離する状態

HbA1cが高値	HbA1cが低値	どちらにもなり得る
急速に改善した糖尿病 鉄欠乏状態	急激に発症・増悪した糖尿病 鉄欠乏性貧血の回復期 溶血性貧血 大量出血後 輸血後 腎性貧血 エリスロポエチン治療時 肝硬変 新生児	異常ヘモグロビン症

日本糖尿病学会編・著：糖尿病治療ガイド2014-2015, 文光堂, 2014, p.9より改変

保険　【ヘモグロビンA1c（HbA1c）】検査料49点／血液学的検査判断料125点
HbA1c，グリコアルブミン，1,5-アンヒドロ-D-グルシトールのうちいずれかを同一月中にあわせて2回以上実施した場合は，月1回にかぎり主たるもののみ算定する．ただし，妊娠中の患者，1型糖尿病患者，経口血糖降下薬の投与を開始して6カ月以内の患者，インスリン治療を開始して6カ月以内の患者などについては，いずれか1項目を月1回にかぎり，別に算定できる．

文献 1) 日本糖尿病学会編・著：糖尿病治療ガイド2014-2015. 文光堂，2014.

(松久宗英)

グリコアルブミン（GA）

基準値　11.0〜16.0%

どんな検査か？
GAはアルブミンとグルコースの非酵素的糖化反応により生成されたケトアミンで，酵素法により測定される．

どんなときに調べるか？
比較的短期間での血糖コントロール状態を知りたい場合，あるいはHbA1cの正確性が疑われる場合に測定する．

何がわかるか？
過去約2週間の比較的短期間の平均血糖値を反映する（表）．

表　血糖コントロール指標の比較

	ヘモグロビンA1c (HbA1c)	グリコアルブミン (GA)	1,5-アンヒドロ- D-グルシトール (1,5-AG)
時間特性	1〜2カ月の長期指標	約2週間の中短期指標	比較的短期の指標
正常値	4.7〜6.2%	11.0〜16.0%	14 μg/mL以上
糖尿病診断の補助基準	6.5%以上		
合併症予防のための治療目標	7%未満	20%未満（HbA1cより概算）	
臨床適応	安定した血糖管理の指標 長期経過観察の臨床試験 血糖管理の評価	中短期的な治療効果判定 HbA1cが不適時（妊娠，人工透析）の血糖管理の評価	早期糖尿病での血糖管理の評価 食後高血糖の評価
異常値を示す疾患や状況	低値： 　悪性貧血（赤血球寿命の短縮） 　鉄欠乏性貧血の回復期 　肝硬変　　　　など 高値： 　糖尿病，腎不全，妊娠　　　　　など 低値，高値とも： 　異常ヘモグロビン	低値： 　ネフローゼ症候群 　甲状腺機能亢進症 　ステロイド治療 　　　　　　　　など 高値： 　糖尿病 　甲状腺機能低下症 　　　　　　　　など	低値： 　糖尿病，腎性糖尿，妊娠後期 　アカルボース使用時 　SGLT2阻害薬使用時　　など

どう読むか？
- 合併症予防のための具体的な目標値は設定されていない．しかし，妊娠時では，胎児合併症を予防するために，GA 15.8%未満が目標とされる．また，人工透析中の糖尿病患者では，GAはHbA1cよりも生命予後を反映し，治療目標はGA 24%未満，随時血糖180 mg/dL未満とされる．

❗ 何に注意すればよいか？

- アルブミン代謝が変化した状態では異常値を呈する．アルブミンの半減期が短縮する蛋白漏出性胃腸症・ネフローゼ症候群では低値を呈し，アルブミン代謝が促進される甲状腺機能亢進症，ステロイドの過剰状態や治療時にも低値を示す．肥満者も見かけ上低値を呈する．一方，甲状腺機能低下症，肝硬変ではアルブミン代謝の低下により，見かけ上高値となる．

保険【グリコアルブミン】検査料55点／生化学的検査（Ⅰ）判断料144点
HbA1c，グリコアルブミン，1,5-アンヒドロ-D-グルシトールのうちいずれかを同一月中にあわせて2回以上実施した場合は，月1回にかぎり主たるもののみ算定する．ただし，妊娠中の患者，1型糖尿病患者，経口血糖降下薬の投与を開始して6カ月以内の患者，インスリン治療を開始して6カ月以内の患者などについては，いずれか1項目を月1回にかぎり，別に算定できる．

文献 1) 古賀正史：日本臨牀，**70**（増刊号5）：438〜441, 2012.
2) Kim, W.J. et al.: *Diabet Med*, **29**：1184〜1190, 2012.

（松久宗英）

1,5-anhydroglucitol 検 血清

1,5-アンヒドロ-D-グルシトール（1,5-AG）

基準値　14.0 μg/ml 以上

どんな検査か？
糖代謝状況の急激な変化を反映し，尿糖の排泄増加と関連して低下する．血清検体を用いて酵素法で測定する．

どんなときに調べるか？
早期糖尿病患者において，急激に血糖コントロールの悪化が疑われる場合．食後血糖が高いと考えられる場合．

何がわかるか？
1,5-AG はその大部分が食物由来のポリオールであり，尿細管で主にフルクトースやマンノースのトランスポーターとしてはたらく sodium/glucose co-transporter 4（SGLT4）において 99.9% 再吸収される．SGLT4 では，ブドウ糖と再吸収を競合拮抗するため，高血糖により尿糖排泄が増加すると 1,5-AG の尿中排泄量も増加し，血液中の 1,5-AG が減少することとなる．尿糖の排泄が消失すると，0.3 μg/ml/ 日の速度で緩徐に改善する．

どう読むか？
- 男性のほうがやや高値であるが，判定に性差は勘案しない．血中コントロール状態の判定として，10 μg/ml 以上が良好な血糖管理状態を反映するとされる．HbA1c が 8% 以上になると，尿糖排泄が過剰のため著しく低値となり，1,5-AG の臨床意義が低くなる．

何に注意すればよいか？
- 腎性糖尿，妊娠後期，腎不全時，長期静脈内高カロリー輸液時には低値を示す．さらに，アカルボースは薬剤干渉により 1,5-AG が低値となり，また尿糖排泄閾値が低下する SGLT2 阻害薬あるいはステロイド治療時には，異常低値を示す．
- 1,5-AG を含む漢方薬（人参養栄湯，加味帰脾湯，葛根湯，小柴胡湯，大柴胡湯など）の内服時では，高値となることがあり，注意が必要である．

保険　【1,5-アンヒドロ-D-グルシトール（1,5AG）】検査料80点
　　　／生化学的検査（Ⅰ）判断料144点
　　　HbA1c，グリコアルブミン，1,5-アンヒドロ-D-グルシトールのうちいずれかを同一月中にあわせて2回以上実施した場合は，月1回にかぎり主たるもののみ算定する．ただし，妊娠中の患者，1型糖尿病患者，経口血糖降下薬の投与を開始して6カ月以内の患者，インスリン治療を開始して6カ月以

内の患者などについては，いずれか1項目を月1回にかぎり，別に算定できる．

文献 山内俊一：日本臨床, 62（増刊号11）: 667～669, 2004.

（松久宗英）

continuous glucose monitoring

持続血糖モニター（CGM）

➕ どんな検査か？

- CGM機器は，皮下組織に穿刺したセンサー中に含まれるGlucose Oxidaseと皮下間質液中のグルコースを連続的に反応させて電気信号に変換して測定．
- この間質液中のグルコース濃度の測定値と血糖値とのあいだには乖離が生じるため血糖自己測定（self monitoring of blood glucose：SMBG）を基本的に1日に1〜4回程度行い血糖値に近似するよう補正を行った値が示される．
- CGM機器は，米国で1999年から発売が開始された．わが国では2009年に承認，2010年から保健診療で行うことが可能に．
- 欧米では，直近の測定値を表示することが可能なリアルタイムCGM機器の使用が主流である．本機器では，センサー部と記録機器がワイヤーで連結されておらず，電波を用いて両者が交信し，直近の測定値が表示される．
- 現在，わが国で購入することが可能なCGM機器は，メドトロニック社が2012年に発売を開始したiPro2™のみ（図1）．2015年にリアルタイムCGM機器を搭載したインスリンポンプが承認され，保険診療で行うことが可能となった．

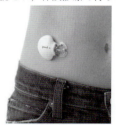

図1　iPro 2™（メドトロニック社提供）

👁 どんなときに調べるか？

24時間を通した血糖変動の把握が必要な場合．

❤ 何がわかるか？

血糖変動の全容が可視化されるため，治療内容の問題点が明らかになり，適切な治療法の選択につながる．特に夜間の低血糖，食後高血糖の全容が明らかになる．

どう読むか？

[例] インスリン使用中の患者で1日4回施行したSMBGの値をみると（図2左），一見良好に血糖がコントロールされているようにみえる．しかし，CGMを使用して実際の血糖値の推移を捉えると，1日4回行ったSMBGの値からはまったく予想できない激しい血糖変動（夜間低血糖，食後高血糖）の存在が示された（図2右）．

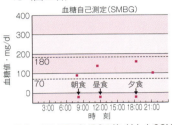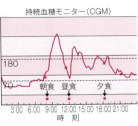

図2　1日4回のSMBGの値（左）とCGM施行の結果（右）（文献3より）

何に注意すればよいか？

- CGM機器が示すのは，皮下間質液中のグルコース濃度から血糖値を推定した値で，血糖値とは多少の乖離が生じること，血糖値が上下するときの追随，特に低血糖からの回復時の追随が遅れてしまうことに注意．
- センサートラブル（穿刺の失敗，自己抜去），穿刺部の感染・炎症，SMBGを適切に行わないとデータが欠損する場合があることなどにも注意．

保険　【皮下連続式グルコース測定（一連につき）】700点＋センサーの保険償還点数

文献
1) Cheyne, E. H. et al. : *Diabetes Technol Ther*, 4(5) : 607～613, 2002.
2) Wolpert, H. A. : *J. Diabetes Sci Technol*, 1 : 146～150, 2007.
3) 西村理明：Diabetes J, 36 : 35～38, 2008.
4) 西村理明：CGM―持続血糖モニターが切り開く世界．改訂版, 医薬ジャーナル社, 2011.

（西村理明）

immunoreactive insulin　　　　　　　　　　　　　　　　　🔬 血清，血漿

インスリン（IRI）

📊 基準値　負荷前　1.84～12.2 μIU/ml

➕ どんな検査か？

インスリンは膵β細胞内で，前駆物質であるプレプロインスリンとしてつくられ，プロインスリンに転換される．プロインスリンはインスリンとCPR（Cペプチド）に切断され，血中に放出される．

👁 どんなときに調べるか？

IRIの測定は，膵β細胞機能検査として重要であり，糖代謝異常を示す疾患の診断，鑑別，病態の解明などに広く用いられる．

❤ 何がわかるか？

高値　糖尿病（肥満型），2次性糖尿病の一部（末端肥大症，クッシング症候群，糖質ステロイド投与時），低血糖症の一部（インスリノーマ，インスリン自己免疫症候群）など

低値　下垂体機能低下，低血糖，糖尿病（特に1型糖尿病），副腎不全など

💬 どう読むか？

- インスリン分泌は基礎分泌と追加分泌に分類される．空腹時のIRIは基礎分泌やインスリン抵抗性の測定に，負荷後のIRIは追加分泌の測定に用いられる．
- 1型糖尿病では，基礎・追加分泌が低下あるいは消失している．
- 2型糖尿病では，空腹時IRI値は通常正常か軽度高値を示す．空腹時IRI値と血糖値から，インスリン抵抗性の指標のひとつであるHOMA-IR（homeostasis model assessment for insulin resistance）を求めることができる．

  HOMA-IR＝空腹時IRI（μU/ml）×空腹時血糖値（FPG）（mg/dl）÷405

  FPG 140 mg/dl以下でほかの方法により求めたインスリン感受性と相関がよいとされるが，FPGが高値でもHOMA-IR 2.5以上と高値であればインスリン抵抗性が疑われる．

- 高IRI血症の鑑別（図）

  インスリノーマでは低血糖によるインスリン分泌抑制がなく血糖値に比べてIRI値が高値である．低血糖が診断の手がかりになることが多い．

  インスリン自己免疫症候群は，インスリン注射を使用していない

のに抗インスリン抗体が生じる疾患である．

異常インスリン血症では異常インスリンの代謝が低下するので，IRI/CPR のモル比が 1 前後と，正常の 0.2 に比して高値であることが診断の手がかりになる．

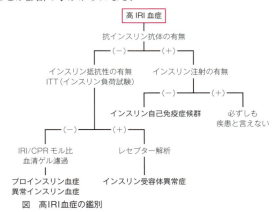

図　高IRI血症の鑑別

❗何に注意すればよいか？

- インスリン注射を行っている例や抗インスリン抗体をもつ例は IRI の代わりに CPR を測定する．

保険　【インスリン（IRI）】検査料112点／生化学的検査（Ⅱ）判断料144点
文献　1）唐澤美佳・他：医療と検査機器・試薬，**29**（5）：479〜484，2006．

（小須田　南・石原寿光）

Cペプチド

C peptide　　　　　　　　　　　　　　　　　　検 血清, 蓄尿

基準値
血中　1.0～3.5 ng/ml
尿中　40～100 μg/日

どんな検査か？
血中あるいは尿中のCペプチド（C-peptide immunoreactivity：CPR）を酵素免疫法で測定する．

どんなときに調べるか？
糖尿病の病型分類のためにインスリン依存状態であるか否かを判定する．糖尿病治療薬の選択のためにインスリン分泌能を評価する．IRIと同時に測定し，低血糖の原因検索に用いる．グルカゴン負荷後のCPR反応は膵β細胞機能の評価に用いられる[1]．

何がわかるか？
Cペプチドはインスリンとともに門脈中に分泌されるが，肝臓を通過する際の分解が少ないので，インスリン自体を測定するより正確にインスリン分泌量を評価できる．

どう読むか？
- 空腹時血中CPRが1.0 ng/ml以上であればインスリン非依存状態，0.6 ng/ml未満であれば依存状態の可能性が高い．CPR index（CPI，空腹時血中CPR÷空腹時血糖値×100）が0.8未満のときはインスリン治療を要することが多い[2]．グルカゴン負荷試験では，CPR 6分値2.0 ng/ml未満あるいはΔCPR 6分値1.0 ng/ml未満がインスリン依存状態またはそれに近い状態，6分値2.0～4.0 ng/mlあるいはΔCPR 6分値1.0～2.0 ng/mlは予備能低下と判定する．尿中CPRでは20 μg/日未満のときインスリン依存状態の可能性が高い．

何に注意すればよいか？
- 空腹時血中CPRは血糖値とインスリン抵抗性の影響を受ける．特に，インスリン治療で空腹時血糖が低いときに測定すると，インスリン分泌能を過小評価することになる．尿中に排泄されるので，eGFRが低下すると血中濃度が上昇する．
- 尿中CPRは炭酸ナトリウムなどの安定化剤を入れないと蓄尿中に分解され低値を示す．また，蓄尿が完全であったかどうかを確認する必要がある．尿中CPRは日差変動が大きいので2回以上測定するほうがよい．

保険　【C-ペプチド（CPR）】検査料117点／生化学的検査（Ⅱ）判断料144点
文献
1) Nakayama, H. et al.：*Intern Med*, 54：1971～1976, 2015.
2) Funakoshi, S. et al.：*J Diabetes Investig*, 2：297～303, 2011.

（山田研太郎）

proinsulin to insulin molar ratio　　　　　　　　　　　　　検 血清

プロインスリン/インスリン比（P/I比）

基準値　0.1〜0.2

どんな検査か？

通常のイムノアッセイで測定されるIRIの約10%はプロインスリンといわれる．プロインスリンはインスリン受容体を介してインスリン様作用を示すが，その作用はインスリンの約10%程度と弱い．これは受容体結合力が低いためである．

どんなときに調べるか？

空腹時におけるP/I比は耐糖能の悪化に伴って有意に上昇し，インスリン初期分泌の指標であるinsulinogenic index（II）と有意な逆相関を示すことから，空腹時P/I比は膵β細胞の機能障害を反映すると考えられている．

何がわかるか？

高値　2型糖尿病，境界型，肥満，インスリノーマ，家族性高プロインスリン血症，インスリン自己免疫症候群，甲状腺機能亢進症，腎不全，肝硬変，プロセッシング酵素異常症，膵部分切除，加齢

どう読むか？

- 2型糖尿病では血中プロインスリン値やP/I比が高値を示すが，罹患期間の長い例や重症例では，プロインスリン値は低下する．この現象は可逆的であり，血糖改善により空腹時の血中プロインスリン値は低下し，P/I比も低下するとされている．
- 高血糖下でインスリン分泌刺激が続く状態では，プロインスリンの合成，インスリン分泌サイクルが促進され，十分なプロセッシングを受ける前の未熟な分泌顆粒が膵β細胞から放出される．
- インスリン需要が高まっている肥満者ではプロインスリン値は上昇するが，P/I比は上昇しない．P/I比の上昇にはなんらかの膵β細胞機能異常が関与すると考えられる．
- インスリノーマでは高プロインスリン血症やP/I比の上昇を認めることがある．これはプロセッシングを受けていないプロインスリンがそのまま分泌されるためと考えられている．
- インスリン遺伝子異常によっておきる家族性高プロインスリン血症では，血中IRIとして測定される90%以上がプロインスリンであるため，P/I比では非常に高値となる．
- 膵部分切除患者でも高プロインスリン血症やP/I比の上昇を認め

るが,これは残存膵への過大な負担によるものと考えられている.

❗何に注意すればよいか？

- 現在のところ,プロインスリンの測定は研究目的や特殊な病態の解析にとどまっている.

文献 1) 河津捷二・他:糖尿病, **52**(7):537〜545, 2009.

(小須田　南・石原寿光)

glucagon 検 血漿

グルカゴン

基準値　70〜174 pg/ml（保険収載診断薬 セティ・メディカルラボ社製品での値）

どんな検査か？
前駆物質であるプレプログルカゴンからプロセッシングにより生成される．プレプログルカゴンは膵α細胞以外に，消化管のL細胞などの内分泌細胞でも転写・翻訳される．膵α細胞と消化管内分泌細胞ではプロセッシングが異なる．

どんなときに調べるか？
グルカゴンの分泌は血糖上昇時に抑制され血糖低下時には亢進することが知られており，健常者ではグルカゴン値は血糖値と逆相関する．グルカゴン測定により糖代謝異常の病態を検索する．

何がわかるか？
高値　グルカゴノーマ，糖尿病，クッシング症候群，肝硬変，腎不全，飢餓状態など
低値　慢性膵炎，膵摘患者，下垂体機能低下，グルカゴン欠損症など

どう読むか？
- OGTT時，健常者では血糖値の上昇に伴いグルカゴンは低下するが，糖尿病患者では低下せず，上昇する場合もある．
- アルギニン負荷時のグルカゴン反応も，健常者に比べ糖尿病患者では亢進している．慢性膵炎などでアルギニン負荷時の反応低下を証明すれば，グルカゴン低下はほぼ確かであり，膵島機能の低下も疑われる．
- インスリン負荷試験時のグルカゴン反応の低下をコントロール不良あるいは自律神経障害を有する糖尿病患者で認めることがあり，低血糖遷延の原因のひとつと考えられる．

何に注意すればよいか？
- グルカゴン測定には，グリセンチンやオキシントモジュリンとの交差反応が問題となる．現在使用されている測定キットはこれらとほとんど交差反応を示さないグルカゴンC端部特異的とされる抗体や，C端およびN端部特異的とされる抗体の両者が用いられているが，さまざまな問題点も指摘されている．
- RIA測定法では，腎不全の場合，グルカゴン値はsandwich assayに比べて高値を示す．

保険　【グルカゴン】検査料150点／生化学的検査（Ⅱ）判断料144点
文献　1) Wewer Albrechtsen, N. J. et al. : *Diabetologia*, **57**：1919〜1926, 2014.

（小須田　南・石原寿光）

ソマトスタチン

基準値　1.2〜12 pg/m*l*

どんな検査か？

ソマトスタチンは通常抑制的に作用し，下垂体では GH，TSH の分泌を抑制する．膵ランゲルハンス島ではインスリン，グルカゴン，膵ポリペプチドの分泌を抑制し，消化管ではガストリン，セクレチン，コレシストキニンなどの分泌を抑制する．

どんなときに調べるか？

ソマトスタチンは生体の各部位で産生され，局所で作用している．そのため希釈を大きく受ける末梢循環血中の濃度測定の臨床的有用性は限定される．ソマトスタチンが持続的に過剰に分泌されるソマトスタチン産生腫瘍の症例では血中レベルが著しく高い．

何がわかるか？

高値　糖尿病，ソマトスタチン産生腫瘍，褐色細胞腫，甲状腺髄様がん，十二指腸・空腸カルチノイド，肺がん，膵内分泌腫瘍など

どう読むか？

- 糖尿病・耐糖能異常，胆石症・胆のう腫大，脂肪便・慢性下痢症，胃酸分泌低下などの症候がみられる場合や，胆石症の患者で開腹時に膵腫瘍が認められた場合など，ソマトスタチン産生腫瘍の疑われる症例において血中濃度測定は診断に有益である．

何に注意すればよいか？

- ソマトスタチンは血中の蛋白分解酵素により分解を受けやすい．

文献　1）井上達秀：日内会誌，**103**（4）：912，2014．

（小須田　南・石原寿光）

glucagon-like peptide-1　　　　　　　　　　　　　　　　🔴 血漿

グルカゴン様ペプチド-1（GLP-1）

➕ どんな検査か？

- 主に小腸下部（回腸など）L 細胞から栄養素（ブドウ糖・アミノ酸・脂肪酸など）が吸収される際に，連動して門脈に分泌されるインクレチン（血糖依存性にインスリン分泌を増幅する）のひとつである GLP-1 を測定する．
- 活性型 GLP-1（7-37 ないし 7-36 アミド）は DPP-4（dipeptidyl-peptidase 4）で N 末端の 2 個のアミノ酸が外れて，速やかにインスリン分泌増幅作用のない不活性型（9-37 ないし 9-36 アミド）に変換されるので，末梢静脈には活性型は分泌されたもののうちごく少量が検出される．C 端の抗体を利用した測定系で活性型・不活性型をあわせた総 GLP-1 が測定され，N 端・C 端両方の抗体を利用した測定系で活性型が測定される．
- 総 GLP-1 で分泌総量を知ることができる．活性型はインクレチンとして実働する分画を測定することになる．しかし DPP-4 でアミノ酸が 2 個外れたペプチドや，さらなる分解産物が生物活性をもつ可能性も指摘されている[1]．
- GLP-1 にはインスリン分泌増幅という純粋なインクレチン作用以外に，グルカゴン分泌抑制，膵β細胞保護作用，食欲抑制，胃排泄抑制，インスリン感受性亢進，心血管保護作用，末梢神経・脳細胞保護作用など多彩な作用が動物などの成績で示され，臨床・研究両面で非常に注目されている．

👁 どんなときに調べるか？

現時点では薬剤投与・栄養素による反応の違いの研究，消化管手術後などでの反応がどう違うかの研究，また疫学的調査で種々の患者背景との関連の研究などに用いられる．測定費用の点もあり，実臨床での応用は限られている．通常，空腹時だけでなく食事負荷試験，ブドウ糖負荷試験などで栄養素を消化管から摂取した負荷後のデータを評価する．

❤ 何がわかるか？

GLP-1 分泌状態や各種薬剤の活性型 GLP-1 不活化への影響力など．

💬 どう読むか？

薬剤や栄養素の影響を使用前後で観察したり，疫学調査では種々のデータとの相関をみたりする．例として，α-グルコシダーゼ

阻害薬（α-GI）ミグリトールと DPP-4 阻害薬シタグリプチンの成績を紹介する[2]．

α-GI では腸管での糖質分解遅延により相対的に下部腸管での糖質吸収が促進，GLP-1 の分泌が多くなると考えられ，実際にミグリトール群，ミグリトール＋シタグリプチン群で分泌量を表す血中総 GLP-1 が食事負荷後 1～2 時間の時間帯で 2 倍程度となり，DPP-4 阻害薬では活性型 GLP-1 の不活化が抑制され，空腹時・食事負荷後を問わず，2 倍程度に維持される．両薬の併用では活性型 GLP-1 血中濃度が食事負荷後 3～4 倍程度となった．両薬剤の GLP-1 分泌・不活化への影響の特性がよく理解できる．

❗何に注意すればよいか？

特に活性型を測定する際，血液検体処理の厳密性が要求される．日本糖尿病学会と日本糖尿病協会合同のインクレチン測定標準化委員会のヒトにおけるインクレチン測定に関する指針（平成 23 年 4 月 23 日）の要点を示す．

- 活性型インクレチン測定には DPP-4 阻害薬入りスピッツの使用を必須とする．
- 採血後氷冷保存し，血漿分離後は －20℃以下で保存する．
- 活性型インクレチン測定には固相もしくはエタノール抽出による前処理を必須とする．
- 総インクレチン測定には固相もしくはエタノール抽出による前処理を必ずしも必要としない．
- 各測定法に関して，抗体の特異性・回収率・intra-assay CV 値・inter-assay CV 値を示すことを必須とする．

文献
1) Ussher, J. R. et al.：*Circ Res*, **114**：1788～1803, 2014.
2) Mikada, A. et al.：*Diabetes Res Clin Pract*, **106**：538～547, 2014.

（成田琢磨）

glucose-dependent insulinotropic polypeptide　検 血漿

グルコース依存性インスリン分泌刺激ポリペプチド（GIP）

どんな検査か？

- 主に小腸上部（十二指腸，空腸など）K細胞から栄養素（主にブドウ糖，脂肪酸など）が吸収される際に，連動して門脈に分泌されるインクレチン（血糖依存性にインスリン分泌を増幅する）のひとつである GIP を測定する．
- 活性型 GIP（1-42）は DPP-4（dipeptidyl-peptidase 4）で N 末端の 2 個のアミノ酸が外れて，速やかにインスリン分泌増幅作用のない不活性型（3-42）に変換されるので，末梢静脈には活性型はごく少量が検出される．C 端の抗体を利用した測定系で活性型・不活性型をあわせた総 GIP が測定され，N 端・C 端両方の抗体を利用した測定系で活性型が測定される．最近，活性型・不活性型 GIP を特異性の高い LC-MS/MS/MS 法で測定する方法が確立された[1]．
- 総 GIP の評価で分泌総量を知ることができる．また，活性型はインクレチンとして実働する分画を測定することになる．最近膵 α 細胞で GIP（1-30）が合成され，インスリン分泌作用も示されている[2]．また，脂肪細胞，骨芽細胞，末梢神経・脳細胞にも作用することが示されてきている．

どんなときに調べるか？

現時点では研究目的に，薬剤投与・栄養素による反応の違いの研究，消化管手術後などでの GIP 反応がどう違うかの研究，また疫学的調査で GIP 血中濃度と種々の患者背景との関連の研究などに用いられる．測定費用の点もあり，実臨床での応用は限られている．通常，空腹時だけでなく食事負荷試験，ブドウ糖負荷試験などで栄養素を消化管から摂取した負荷後のデータを評価する．

何がわかるか？

GIP 分泌状態や各種薬剤の活性型 GIP 不活化への影響力など．

どう読むか？

薬剤や栄養素の影響を使用前後で観察したり，疫学調査では種々のデータとの相関をみたりする．例として，α-グルコシダーゼ阻害薬（α-GI）ミグリトールと DPP-4 阻害薬シタグリプチンの成績を紹介する[3]．

α-GI では腸管での糖質分解遅延により上部小腸では糖質吸収が

抑制されGIPの分泌が少なくなると考えられ，実際にミグリトール群，ミグリトール＋シタグリプチン群で分泌量を表す血中総GIPが食事負荷後30分〜1時間の早期の時間帯で有意に抑制された．DPP-4阻害薬では活性型GIPの不活化が抑制され，空腹時・食事負荷後を問わず，2倍程度に維持された．両薬の併用では活性型GIP血中濃度がα-GI使用時と同程度に抑えられていた．

また，GIPはインスリン分泌促進のほかに過栄養時の脂肪蓄積作用があり，本研究の参加者の活性型GIPの変化と体重変化（内臓脂肪・体脂肪とも）が正相関することが示され，2型糖尿病患者でGIPが脂肪蓄積作用をもつ可能性を示すことができた．

❗ 何に注意すればよいか？

特に活性型を測定する際，血液検体処理の厳密性が要求される．日本糖尿病学会と日本糖尿病協会合同のインクレチン測定標準化委員会のヒトにおけるインクレチン測定に関する指針（平成23年4月23日）の要点を示す．

- 活性型インクレチン測定にはDPP-4阻害薬入りスピッツの使用を必須とする．
- 採血後氷冷保存し，血漿分離後は−20℃以下で保存する．
- 活性型インクレチン測定には固相もしくはエタノール抽出による前処理を必須とする．
- 総インクレチン測定には固相もしくはエタノール抽出による前処理を必ずしも必要としない．
- 各測定法に関して，抗体の特異性・回収率・intra-assay CV値・inter-assay CV値を示すことを必須とする．

文献 1) Miyachi, A. et al.：*Proteome Res.*, **12**：2690〜2699, 2013.
2) Fujita, Y. et al.：*Am J Physiol Gastrointest Liver Physiol*, **298**：G608〜G614, 2010.
3) Mikada, A. et al.：*Diabetes Res Clin Pract*, **106**：538〜547, 2014.

（成田琢磨）

minimal model　　　　　　　　　　　　　　　🔬 血漿(血糖), 血清(インスリン)

ミニマルモデル

📊 基準値
非肥満健常者（BMI<25 kg/m²）の SI（後述）：中央値 7.8，90 パーセンタイルは 3.1～13.8 [× 10⁻⁴・(μU/ml)⁻¹・分⁻¹][1]

➕ どんな検査か？[2]

ミニマルモデル法とは，経静脈ブドウ糖負荷試験（intravenous glucose tolerance test：IVGTT）（別項 49 頁参照）において経時的に血糖とインスリン値（IRI）を頻回測定し，ミニマルモデルと呼ばれる数学的な方法でインスリン感受性（insulin sensitivity：SI）を計算する方法である．またインスリン負荷を加えることにより，糖尿病患者にも応用可能である．

人工膵島などの装置を必要とせず，患者への負担が少ない．

インスリン作用による血糖低下に加え，血糖値の上昇自体が血糖を低下させるグルコース作用（glucose effectiveness：SG）が組み込まれているのが特徴であり，SI と SG が同時に算出される．IVGTT を行うことにより同時に急性インスリン分泌反応（acute insulin response：AIR）や Kg（rate of glucose disappearance）値も求められ，1 回の負荷試験で得られるパラメータが多い．

早朝空腹時，安静臥位にて一方の肘静脈より 50％ブドウ糖を 300 mg/kg 静脈内投与し，その 20 分後に速効型インスリン（非糖尿病者：0.02 U/kg 糖尿病患者：0.05 U/kg）を静注する．対側の肘静脈よりブドウ糖投与開始前 10 分，1 分および開始後 4，6，8，10，15，19，22，24，30，40，70，90，180 分の計 15 回採血を行い血漿グルコースとインスリン濃度を測定する．これらの値を用いて，コンピュータプログラム（MINIMOD）[3]による解析を行い SI と SG を測定する．採血のタイミングは，施設により若干異なる．

👁 どんなときに調べるか？

インスリン感受性を調べる場合に行う．

❤ 何がわかるか？

本法で得られる SI や SG は，インスリンやブドウ糖が，骨格筋へのブドウ糖取り込みを促進する作用と，肝臓からの内因性糖放出を抑制する作用の総和を示す．

オリジナルのミニマルモデルによる SG は Kg 値や AIR による影響を受けるため，標識ブドウ糖を静注することにより，骨格筋および肝臓に対するインスリン作用，グルコース作用を求めることが可能である[4,5]．

どう読むか？

- インスリン分泌と感受性のあいだにhyperbolicな逆相関がある．健常者では，SIが低値の者はAIRが高値である．この逆相関において，SIとAIRの積（disposition index：DI）が，感受性低下を加味したインスリン分泌の指標となる．耐糖能異常（impaired glucose tolerance：IGT）と2型糖尿病患者では健常者と比較してAIRもSIも低値であり，両者の積であるDIも進行性に低下している（図）．

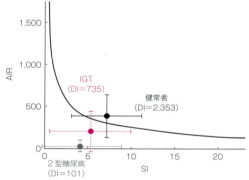

図　健常者，IGTおよび2型糖尿病におけるDI（文献1より）

何に注意すればよいか？

- 血中インスリン値を用いるため，インスリン抗体を有する患者においては正確な結果が得られない．
- BMIが30 kg/m^{2}を超える肥満者では，SIが0（ゼロ）になり評価が困難な場合がある．

保険　【耐糖能精密検査】900点（血糖，尿糖の推移に加えインスリン，Cペプチドの推移も評価した場合）
　　　検査や手技のコストは点数内に含まれる．使用薬剤（ブドウ糖液）は別途請求できる．

文献　1）長坂昌一郎：インスリン分泌障害の評価法—IVGTT，HOMA，プロインスリンなど—．糖尿病カレントライブラリー②インスリン分泌（岡芳知・春日雅人編）．文光堂，2004，pp.110～118．
　　　2）長坂昌一郎ら：糖尿病，**52**（5）：317～319，2009．
　　　3）Pacini, G. et al.：*Comput Methods Programs Biomed*, **23**（2）：113～122, 1986.
　　　4）Nagasaka, S. et al.：*Diabetes*, **48**（5）：1054～1060, 1999.
　　　5）Tokuyama, K. et al.：*Diabetes Technol Ther*, **11**（8）：487～492, 2009.

（大塚史子・長坂昌一郎）

ケトン体

ketone body　　　検 血清, 尿

基準値
血中3ヒドロキシ酪酸 0〜76 $\mu mol/l$，血中アセト酢酸 13〜69 $\mu mol/l$
尿ケトン体　陰性

どんな検査か？
ケトン体は3ヒドロキシ酪酸，アセト酢酸，アセトンの総称である．アセトンは不安定であり呼気中にも排泄される．血中ケトン体分画は総ケトン体，3ヒドロキシ酪酸，アセト酢酸を測定する検査である．3ヒドロキシ酪酸とアセト酢酸は相互に転換されるが，通常3ヒドロキシ酪酸が主体である．総ケトン体と3ヒドロキシ酪酸は酵素法で測定し，アセト酢酸は両者の差として求められる．
尿試験紙法に用いるニトロプルシドはアセト酢酸とアセトンにのみ反応する．

どんなときに調べるか？
ケトアシドーシスが疑われるとき．1型糖尿病のシックデイ時．体重減少が著しいとき．炭水化物摂取不足が疑われるとき．SGLT2阻害薬投与時．

何がわかるか？
ケトアシドーシス．体脂肪の分解．炭水化物の摂取不足．

どう読むか？
- 血中ケトン体は空腹時に高い日内変動を示し，一般に加齢とともに漸減する[1]．高血糖を伴わない空腹時のケトン体上昇は生理的反応であり通常危険はないが，著しい高値は炭水化物欠乏を示す．高血糖を伴うケトン体増加は危険な徴候であり，1型糖尿病であればインスリン注射による是正を要する．3ヒドロキシ酪酸が小児で 3,000 $\mu mol/l$ 以上，成人で 3,800 $\mu mol/l$ 以上であればケトアシドーシスと診断できる[2]．肥満2型糖尿病のケトン体増加は清涼飲料水ケトーシスのことがある．

何に注意すればよいか？
- ケトアシドーシスで最も高濃度となる3ヒドロキシ酪酸は尿試験紙法では検出できない．

保険　【ケトン体分画】検査料59点／生化学的検査（Ⅰ）判断料144点
文献
1) Nakayama, H. et al.：*Endocr J*, **62**：235〜241, 2015.
2) Sheikh-Ali, M. et al.：*Diabetes Care*, **31**：643〜647, 2008.

（山田研太郎）

osmolality 　　　　　　　　　　　　　　　　　　　　　　　　　検 血清・血漿，尿

浸透圧

基準値　血清浸透圧　275〜290 mOsm/kg

血漿浸透圧は採血時に EDTA Na を添加するため，やや高い値を示す．

どんな検査か？

血清・血漿，または尿の浸透圧を氷点降下法で測定する．浸透圧は単位重量当たりの水に含まれる物質のモル数を示す．血漿浸透圧は Na×2 ＋血糖 /18＋BUN/2.8 で概算できるが，著しい高血糖状態では実測値と乖離することがあるので，浸透圧を実測するのが望ましい．

どんなときに調べるか？

血清・血漿の浸透圧は，ケトアシドーシス昏睡あるいは高血糖高浸透圧昏睡が疑われるときに測定する．その他，脱水，高ナトリウム血症，低ナトリウム血症の診断や治療効果の判定に使用する．尿の浸透圧は多尿および低ナトリウム血症の鑑別診断に重要である．

何がわかるか？

高値　糖尿病や尿崩症に伴う高張性脱水
低値　抗利尿ホルモン不適合分泌症候群（SIADH），ネフローゼ，腎不全，肝硬変，心不全など

どう読むか？

- 意識障害を伴う高血糖で，浸透圧が 320 mOsm/kg 以上のときは高血糖高浸透圧昏睡の可能性があり，350 mOsm/kg 以上のときはその可能性が高い．ケトアシドーシス昏睡であれ高血糖高浸透圧昏睡であれ，輸液による速やかな脱水補正が重要であるが，急激に浸透圧を低下させると脳浮腫をきたしうるので，低下速度が 1 時間当たり 3 mOsm/kg を超えないように調整する[1]．血糖コントロールの急激な変化は，浸透圧を介して水晶体の屈折率を変え，視力に影響することがある．

何に注意すればよいか？

- 糖尿病における脱水は通常高張性であるが，利尿薬の使用や下痢・嘔吐などを伴うと低張性脱水をきたすことがある．

保険　【血液浸透圧】検査料15点／血液学的検査判断料125点
　　　　【尿浸透圧】検査料16点／尿・糞便等検査判断料34点

文献　1) American Diabetes Association.: *Diabetes Care*, 27 (suppl 1): s94〜s102, 2004.

（山田研太郎）

lactic acid 検 過塩素酸除蛋白液

乳酸

📊 基準値
安静時血中 4〜16 mg/dl＝0.44〜1.7 mM（乳酸オキシダーゼ法）
髄液中 16 mg/dl＝2.1 mM 以下

➕ どんな検査か？
乳酸はブドウ糖やアラニンから，骨格筋・脂肪細胞や脳で主に産生されるが，肺や心臓・腸管からの産生も報告されている．正常であれば，主に肝臓（70％）と腎臓（30％）で代謝される．ピルビン酸から嫌気性解糖により乳酸が産生されるが，この反応は可逆性である．20％が，ピルビン酸となり糖新生に再利用され（Cori cycle），ピルビン酸と TCA サイクルを介した酸化により代謝される．この産生と代謝のバランスで，血中乳酸値は規定される．

♡ 何がわかるか？
出血性ショックや肺塞栓など嫌気性経路の作動により乳酸産生は増加する．その他心疾患による循環不全や敗血症性ショック，呼吸不全や肝障害時，腎不全や組織低酸素状態時にも増加する．そのため重篤例の重症度の目安となる．

💬 どう読むか？
- 乳酸値高値の原因として，ショック，低酸素血症，高度の貧血，一酸化炭素中毒などによる循環不全，組織の低酸素による 2 次的なタイプ A と，組織の低酸素状態によらない乳酸産生要因によるタイプ B がある．タイプ B はさらに糖尿病や肝障害・悪性腫瘍・敗血症などの全身性の疾患によるもの，薬剤性のもの（表），糖新生にかかわる酵素の欠損症や尿素サイクル異常症など先天性代謝異常症によるものに大別される．

表　乳酸アシドーシスの原因薬剤

ビグアナイド
エタノール・メタノール
エチレン・プロピレングリコール
アセトアミノフェン
サリチル酸
シアン化物
ニトロプルシド

- 高乳酸血症とともに，食後ケトーシス，髄液中の乳酸高値である場合や，高アラニン血症や高乳酸尿症を認める場合，先天性代謝異常症が疑われる．

- 経口グルコース負荷により,糖原病Ⅰ型や,重篤な肝不全では低値となり,糖原病Ⅲ,Ⅵ,Ⅷ型では一過性に著増する.
- 糖尿病の場合,高血糖でアシドーシスであるのにケトンがあまり上昇しておらず,アニオンギャップ(87頁参照)が開いている場合は乳酸アシドーシスを疑う必要がある.乳酸アシドーシスは動脈血 pH 低下とともに,血中乳酸が高値(一般に 45 mg/dl=5 mM 以上)である場合診断される.
- 脳脊髄液中の乳酸濃度は血中と平衡するが,脳脊髄圧の急変,細菌性髄膜炎,てんかんなどで上昇し,ウイルス性髄膜炎では一般に上昇しない.
- また運動時,乳酸産生は徐々に増加するが,運動強度が最大酸素消費に達したときに,筋肉および血中の乳酸蓄積が急激に増加するようになる(Lactic threshold: 乳酸性作業閾値).乳酸が一定以上に高くなると ATP 産生がおこらなくなる.すなわち長時間の運動継続ができなくなる.このため過度の運動の目安ともなる.血中乳酸値のこの閾値は一般的には 4 mM 程度と報告されているが,訓練により上昇する.

❗ 何に注意すればよいか?

- 駆血帯を使用した採血,採血に手間取った場合などに高値となる.筋肉活動後,けいれん直後なども高値の原因となるので注意が必要である.
- 赤血球の解糖系酵素により増加するので解糖阻止剤入り採血管にて混和,遠心分離した上清を 4°C で保存し,24 時間以内に測定する必要がある.
- ソルビトール,キシリトール,フルクトースの輸液で測定値が上昇する.
- 乳酸オキシダーセによる酵素法(動脈血ガス測定機器)では乳酸デヒドロゲナーゼによる酵素法より約 13% 高値となる.

保険【有機モノカルボン酸】検査料47点/生化学的検査(Ⅰ)判断料144点

文献
1) van Hall, G. : *Acta Physiol* (*Oxf*), **199** (4) : 499〜508, 2010.
2) Consoli, A. et al. : *J Clin Invest*, **86** (6) : 2038〜2045, 1990.
3) Miller, B. F. et al. : *J Physiol*, **544** : 963〜975, 2002.
4) Kjelland, C. B. et al. : *J Intensive Care Med*, **25** (5) : 286〜300, 2010.
5) Saudubray, J. M. : The Metabolic and Molecular Bases of

Inherited disease. 8th edition, MacGraw-Hill, 2001, pp1327～1403.
6) 佐藤麻子：成人病と生活習慣病, **36**（10）：1120～1123, 2006.
7) 俵本和仁：内科, **93**（6）：1085, 2004.
8) Adeva-Andany, M. et al.：*Mitochondrion*, **17**：76～100, 2014.
9) Garcia-Alvarez, M. et al.：*Lancet Diabetes Endocrinol*, **2**：339～347, 2014.

〈尾形真規子〉

pyruvic acid　　　　　　　　　　　　　　　　　　　　㊡ 過塩素酸除蛋白液

ピルビン酸

基準値　0.3〜1.6 mg/dl　（ピルビン酸オキシダーゼ法）
乳酸（mM）/ピルビン酸（mM）＝7〜20（約 10）

どんな検査か？

細胞質内のピルビン酸の多くは解糖系由来のホスホエノールピルビン酸からピルビン酸脱水素酵素により生成される．一部はアラニンなどのアミノ酸からトランスフェラーゼにより産生される．解糖系はブドウ糖を分解して ATP 産生する重要な代謝経路であるが，ミトコンドリアをもつ細胞においては，ピルビン酸がその最終産物である．

解糖経路で酸化の際に産生された NADH を再酸化するために酸素が必要であり，好気的解糖と呼ばれる．好気的解糖からピルビン酸はピルビン酸デヒドロゲナーゼにより不可逆的にアセチル CoA に変換され，ミトコンドリア内 TCA 回路を介し，グルコース 1 分子から 2 分子の ATP，2 分子の NADH が産生される．NADH は直接ミトコンドリア内膜を通過しないが，酸化的リン酸化によるミトコンドリアでの ATP 産生に寄与する．したがって，ミトコンドリア遺伝子異常症のように酸化的リン酸化に必要なポリペプチドをコードする遺伝子の異常により，エネルギー産生は低下する．

一方で嫌気的解糖では，NADH の再酸化に必要な電子は，ピルビン酸を乳酸に還元することで供給されるが，この還元反応は可逆的である．グルコース 1 分子に対し 2 分子の ATP が合成される．好気的エネルギー産生が低下し，嫌気的エネルギー産生が亢進すると，乳酸/ピルビン酸比は上昇する．

どんなときに調べるか？

ピルビン酸はエネルギー代謝に共通して存在する物質である．このような，組織酸化還元状態の判定，すなわち乳酸アシドーシスやミトコンドリア遺伝子異常症などが疑われるときに測定する．

どう読むか？

- ピルビン酸カルボキシラーゼ欠損症など単独で著明に上昇する疾患もあるが，乳酸とともに測定し，乳酸/ピルビン酸比をみることで，解糖系の好気的経路，嫌気的経路が障害されているかの目安とすることが多い．循環不全や組織低酸素状態では嫌気性解糖に傾くため，また代謝を担う肝臓の障害，腎不全などでも乳酸と

同様にピルビン酸も高値となる．インスリンはピルビン酸デヒドロゲナーゼを活性化するため，インスリン作用不足の糖尿病では乳酸／ピルビン酸比が上昇しやすい．
- ビタミンB_1はピルビン酸デヒドロゲナーゼやαケトグルタル酸デヒドロゲナーゼに補酵素としてはたらくため，ビタミンB_1欠乏症でも高値となる．これら脱水素酵素などの関連酵素欠損症，ミトコンドリア遺伝子異常症では高値を示す．Ⅰ型糖原病では高値となり，反対にⅤ，Ⅶ型の筋型糖原病では低値となる．
- ミトコンドリア遺伝子異常症などで好気的解糖が障害されていると乳酸／ピルビン酸比は上昇する．

❗ 何に注意すればよいか？

- 1.0 N 過塩素酸入り採血管にて混和，脱蛋白後遠心分離した上清を凍結保存する．全血では，採血後数分で上昇してくるので速やかな処理が必要である．通常乳酸とともに測定する機会が多い．注意事項は「乳酸」の項（27頁）参照．

保険 【有機モノカルボン酸】検査料47点／生化学的検査（Ⅰ）判断料144点

文献
1) Gray, L. R. et al.：*Cell Mol Life Sci*, **71**（14）：2577〜2604, 2014.
2) Harvey, R. A., Ferrier D. R.：Biochemistry. 5th ed, Lippincott Williams & Willkins, 2010, pp69〜117.
3) 俵本和仁：内科，**93**（6）：1085, 2004.

（尾形真規子）

anti-glutamic acid decarboxylase antibody　　　　　　　　　　　検 血清

抗グルタミン酸デカルボキシラーゼ抗体（抗GAD抗体）

基準値　5.0 U/m*l* 未満

どんな検査か？

ヒト recombinant GAD65 に対する自己抗体．ELISA法で測定する．

どんなときに調べるか？

すでに糖尿病と診断が確定した患者に対して，1型糖尿病を疑う場合に行う．特に，血糖コントロールの悪化，Cペプチドの低下，自己免疫性甲状腺疾患合併例などでの測定意義が高い．

何がわかるか？

高値　（主なもの）　急性発症1型糖尿病（自己免疫性）
　　　　　　　　　　緩徐進行1型糖尿病（SPIDDM）

どう読むか？

- 1型糖尿病の発症様式が急性（糖尿病症状出現後，3カ月以内）の場合は，陽性であれば，抗体価にかかわらず，「急性発症1型糖尿病（自己免疫性）」と診断できる．
- 1型糖尿病の発症様式が緩徐の場合で，抗体価が高い場合（約200 U/m*l*[*1] 以上）は，早期（数年以内）にインスリン治療が必要になる可能性が高い．
- 1型糖尿病の発症様式が緩徐の場合で，抗体価が低い場合（5.0～約200 U/m*l*[*1]）は，長期（10年以上）にわたりインスリン治療が不要な場合もある．ただし，ほかの膵島関連自己抗体（抗IA-2抗体，抗インスリン自己抗体，抗ZnT8抗体）や抗TPO抗体などについても陽性である場合には，早期（数年以内）にインスリン治療が必要になる可能性が高い．また，発症年齢が比較的若い場合（45歳未満）も，早期（数年以内）にインスリン治療が必要になる可能性が高い．

何に注意すればよいか？

- 糖尿病発症後，経過とともに抗体価が低下するため，罹病年数が長い例では，陽性率が低くなる．
- 自己免疫性甲状腺疾患合併例やIFN[*2]治療後の1型糖尿病発症例では，異常高値をとることがある．

保険　【抗グルタミン酸デカルボキシラーゼ抗体（抗GAD抗体）】検査料134点／生化学的検査（Ⅱ）判断料144点

（島田　朗）

[*1]約200 U/m*l*：以前のRIA法で10 U/mに該当するが，まだELISA法による抗GAD抗体の長期のデータはなく，この値のコンセンサスは得られていない．
[*2]IFN：インターフェロン．ウイルス感染細胞で生産される分子量数万の蛋白質．ウイルスの増殖を抑制し，また抗腫瘍作用もあり，獲得免疫（適応免疫）の制御など多くの生理作用を示す．ウイルス感染症・悪性腫瘍などの治療に応用される

anti-insulinoma-associated antigen-2 antibody 検 血清

抗IA-2抗体

基準値 0.4 U/m*l* 未満

どんな検査か？

膵β細胞のインスリン分泌顆粒膜に存在するチロシンホスファターゼ類似蛋白で，膵島関連自己抗原のひとつである IA-2 に対する自己抗体が血中に検出されるか否かを検査するものである．RIA 法と ELISA 法がある[1]．

どんなときに調べるか？

臨床的に１型糖尿病を疑う患者において，自己免疫性１型糖尿病（１A 型糖尿病）の診断に用いる．１型糖尿病では抗 GAD 抗体の陽性率が最も高いが，抗 GAD 抗体陰性・抗 IA-2 抗体陽性の症例も約 10％ に存在し，抗 IA-2 抗体単独陽性例も 2～3％ 存在するため，１A 型糖尿病の診断には欠かせない検査である（図1）[2]．

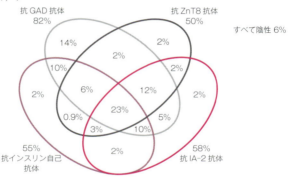

図1 日本人1型糖尿病における膵島関連自己抗体（文献2より）
発症2週間以内の1型糖尿病患者（n=114）で検討

何がわかるか？

高値 １A 型糖尿病（自己免疫性）

どう読むか？

- 抗 IA-2 抗体陽性であればほかの膵島関連自己抗体の有無にかかわらず，膵β細胞に対する自己免疫反応が存在すると考えてよい．特に抗 IA-2 抗体は，抗 GAD 抗体と異なり膵β細胞破壊を反映する自己抗体であるため，陽性であれば膵β細胞破壊が進行していると考えられる．

❗ 何に注意すればよいか？

- 1型糖尿病発症後，罹病期間とともに抗体価は速やかに低下し陰性化するため，罹病期間の長い症例では陽性率が低くなる（4年以上で約25％）（表）[3].

表 1型糖尿病の発症様式および罹病期間別にみたICA（膵島細胞質抗体），抗GAD抗体，抗IA-2抗体の陽性率（文献3より）

	発症時 n (%)	0～3年 n (%)	≧4年 n (%)
急性発症1型糖尿病（n=177）			
ICA	60/79 (75.9)*	27/45 (60.0)	11/53 (20.8)**
抗GAD抗体	56/79 (70.9)	29/45 (64.4)	32/53 (60.4)
抗IA-2抗体	54/79 (68.4)*	28/45 (62.2)	14/53 (26.4)**
緩徐進行1型糖尿病（n=56）			
ICA	8/22 (36.4)	7/13 (53.8)	8/21 (38.1)
抗GAD抗体	17/22 (77.3)	11/13 (84.6)	20/21 (95.2)
抗IA-2抗体	5/22 (22.7)	2/13 (15.4)	5/21 (23.8)

*$P<0.0005$ vs.緩徐進行1型糖尿病，**$P<0.0001$ vs.発症時

- 抗IA-2抗体単独陽性の一見2型糖尿病とみえる症例では，その予後に関するエビデンスが現時点では不十分であるため，緩徐進行1型糖尿病と診断できない[4].
- 抗IA-2抗体の陽性率は小児発症例および急性発症例で高い（図2）[5].

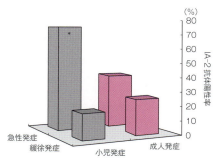

図2 1型糖尿病の発症年齢および発症様式別にみたIA-2抗体の陽性率（文献5より）
*$p<0.005$ vs.緩徐発症

保険 【抗IA-2抗体】検査料213点／生化学検査（Ⅱ）判断料144点
　糖尿病の診断が確定し，かつ抗GAD抗体陰性が確認された30歳未満の患者に対し1型糖尿病の診断に用いた場合算定．算定するにあたっては，その理由および医学的根拠を診療報酬明細書の摘要欄に記載．

文献 1) 川﨑英二・他：医学と薬学，**66**（2）：345〜352，2011．
2) Kawasaki, E.：*Endocr J*, **59**（7）：531〜537, 2012.
3) Kawasaki, E. et al.：*Ann N Y Acad Sci*, **1150**：248〜251, 2008.
4) 日本糖尿病学会1型糖尿病調査研究委員会：糖尿病，**56**（8）：590〜597，2013．
5) Kawasaki, E. et al.：*J Autoimmun*, **17**（4）：323〜331, 2001.

（川﨑英二）

anti-insulin autoantibody, anti-insulin antibody　検 血清

抗インスリン自己抗体，抗インスリン抗体

基準値
^{125}I-インスリン結合率 0.4% 未満，濃度 125 nU/m*l* 未満

どんな検査か？
インスリンに対する自己抗体で，非標識インスリンと ^{125}I-インスリンを用いた競合的 RIA 法で測定する[1]．

どんなときに調べるか？
抗インスリン自己抗体：臨床的に1型糖尿病を疑う患者において，自己免疫性1型糖尿病（1A型糖尿病）の診断に用いる．1型糖尿病では抗 GAD 抗体の陽性率が最も高いが，抗 GAD 抗体陰性・抗インスリン自己抗体陽性の症例も約 10%（抗 GAD 抗体陰性例の約 40%）に存在し，抗インスリン自己抗体単独陽性例も 2~3% 存在するため，1A型糖尿病の診断には欠かせない検査である（図1）[2]．空腹時または食後に著明な低血糖を生じる患者に対して，インスリン自己免疫症候群を疑う，あるいは除外する目的で測定する．

抗インスリン抗体：インスリン治療中のブリットル糖尿病における原因検索目的，あるいはインスリン治療中の糖尿病患者の治療抵抗性の原因検索目的で測定する．

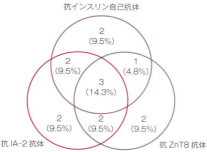

図1　抗GAD抗体陰性の発症早期1型糖尿病における膵島関連自己抗体の分布（文献2より）
発症早期1型糖尿病114例のなかで抗GAD抗体陰性であった21例（18%）のうち8例（7%）は抗インスリン自己抗体陽性であった．また，抗インスリン自己抗体単独陽性を2例（2%）に認めた

♥ 何がわかるか？

抗インスリン自己抗体：
- 高値 発症早期1型糖尿病，緩徐進行1型糖尿病，自己免疫性甲状腺疾患[3]，インスリン自己免疫症候群

抗インスリン抗体：
- 高値 インスリン治療中の糖尿病患者の一部，インスリンアレルギーの一部

◐ どう読むか？

- 急性発症1型糖尿病を疑う場合，抗GAD抗体や抗IA-2抗体とあわせて測定することで，抗GAD抗体陰性の症例も含めてより正しく診断することができる．抗インスリン自己抗体の単独陽性であっても「急性発症1型糖尿病（自己免疫性）」と診断できる．
- 緩徐進行1型糖尿病のうち抗インスリン自己抗体とほかの膵島関連自己抗体の重複陽性者は早期にインスリン治療が必要になる可能性が高い[4]．

❗ 何に注意すればよいか？

- 過去にインスリン使用歴がなくインスリン治療前あるいはインスリン治療開始後2週間以内に陽性である場合には，抗インスリン自己抗体と判断してよい．
- 抗インスリン自己抗体は外来性インスリンによって誘導される抗インスリン抗体に比べ，高親和性・低結合能であるため，スキャッチャード解析[*1]を用いると両者を区別することができる場合がある．また，インスリン自己免疫症候群における抗インスリン自己抗体には，ポリクローナルとモノクローナルがあり，両者はスキャッチャード解析によって分類することができる（図2）[5]．
- 抗インスリン自己抗体単独陽性の一見2型糖尿病とみえる症例では，その予後に関するエビデンスが現時点では不十分であるため，緩徐進行1型糖尿病と診断できない[6]．

[*1] スキャッチャード（Scatchard）解析：物質（基質）と物質（受容体または抗体）の親和性と結合能を求めるための基本的な解析法である．基質と受容体または抗体の結合飽和曲線からスキャッチャード・プロットと呼ばれる直線を導き出して，その傾きから親和性と結合能を算出する．

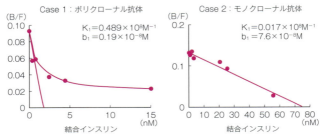

図2 インスリン自己免疫症候群患者血清を用いた抗インスリン自己抗体のスキャッチャード解析（文献5より）
Case 1はポリクローナル抗インスリン自己抗体，Case 2はモノクローナルインスリン自己抗体を有している症例である

保険【抗インスリン抗体】検査料110点／免疫学的検査判断料144点

文献
1) 松浦信夫・他：医学と薬学, **60**（2）：299〜304, 2008.
2) Kawasaki, E.：*Clin Pediatr Endocrinol*, **23**（4）：99〜105, 2014.
3) Kawasaki, E. et al.：*J Autoimmun*, **8**（5）：633〜643, 1995.
4) Kawasaki, E. et al.：*J Clin Endocrinol Metab*, **95**（2）：707〜713, 2010.
5) Cavaco, B. et al.：*Eur J Endocrinol*, **145**（3）：311〜316, 2001.
6) 日本糖尿病学会1型糖尿病調査研究委員会：糖尿病, **56**（8）：590〜597, 2013.

（川﨑英二）

anti-zinc transporter 8 antibody　　　　　　　　　　　検 血清

抗ZnT8抗体

基準値　15 U/m*l* 未満（ELISA 法）
　　　　　0.007 未満（RBA：Radioligand binding assay 法）

どんな検査か？

膵β細胞のインスリン分泌顆粒膜に存在する亜鉛輸送担体で，膵島関連自己抗原のひとつである ZnT8 に対する自己抗体が血中に検出されるか否かを検査するものである．ELISA 法（図1）とRBA 法がある[1, 2]．

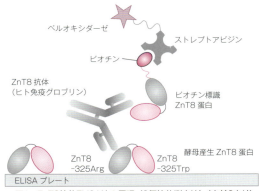

図1　ZnT8抗体ELISA法の原理（2価抗体測定法）（文献2より）

どんなときに調べるか？

臨床的に1型糖尿病を疑う患者において，自己免疫性1型糖尿病（1A型糖尿病）の診断に用いる．1型糖尿病患者における陽性率はほかの膵島関連自己抗体に比べて低いが，抗ZnT8抗体単独陽性例も2~3%存在するため，抗GAD抗体，抗インスリン自己抗体，抗IA-2抗体陰性の1A型糖尿病を発見でき診断効率を上昇させる検査である（表1）[3]．

表1 日本人1型糖尿病における膵島関連自己抗体の陽性率（文献3より）

	1型糖尿病（劇症型以外）(n=114)（%）	劇症1型糖尿病 (n=85)（%）	P値
抗GAD抗体	82	9	<0.0001
抗IA-2抗体	58	4	<0.0001
IAA	55	6	<0.0001
抗ZnT8抗体	50	0	<0.0001
抗GAD抗体のみ	14	8	NS
抗IA-2抗体のみ	2	4	NS
IAAのみ	2	5	NS
抗ZnT8抗体のみ	2	0	NS
≧1抗体	94	18	<0.0001
≧2抗体	75	1	<0.0001
≧3抗体	54	0	<0.0001

IAA：抗インスリン自己抗体，NS：統計学的有意差なし

何がわかるか？

高値　1A型糖尿病（自己免疫性）

どう読むか？

- 抗ZnT8抗体陽性であればほかの膵島関連自己抗体の有無にかかわらず，膵β細胞に対する自己免疫反応が存在すると考えてよい．臨床的意義は抗IA-2抗体と類似しているが，1型糖尿病患者における動態は異なっている[1]．
- ZnT8には，ZnT8遺伝子多型（*SLC30A8* rs13266634）により325番目のアミノ酸がアルギニン（325 Arg）かトリプトファン（325 Trp）の2種類のZnT8がある．1型糖尿病の抗ZnT8抗体は患者のZnT8遺伝子型により反応するZnT8アイソタイプが異なるため，測定の際にはZnT8-325 ArgとZnT8-325 Wの両方を抗原として使用している[4]（**表2**）[3]．

表2 ZnT8遺伝子多型（*SLC30A8* rs13266634；Arg325Trp）と抗ZnT8抗体（文献3より）

ZnT8遺伝子型	症例数	抗ZnT8抗体陽性			抗ZnT8抗体陰性
		325 Arg抗体のみ	325 Trp抗体のみ	両抗体	
CC	19	8 (42%)	1 (5%)	6 (32%)	4 (21%)
CT	10	3 (30%)	0 (0%)	6 (60%)	1 (10%)
TT	15	0 (0%)	11 (73%)	2 (13%)	2 (13%)
*P*値		<0.05	<0.001	<0.05	NS
C保有者	29	11 (38%)	1 (3%)	12 (41%)	5 (17%)
T保有者	25	3 (12%)	11 (44%)	8 (32%)	3 (12%)

抗ZnT8抗体陽性1型糖尿病44例による検討，NS：統計学的有意差なし

❗ 何に注意すればよいか？

- 抗GAD抗体に比べ1型糖尿病の罹病期間とともに抗体価は速やかに低下し陰性化するため，罹病期間の長い症例では陽性率が低くなる（10年以上で約10%）（図2）．

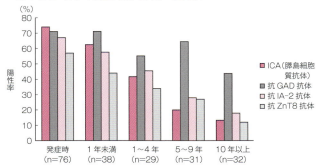

図2 **日本人1型糖尿病における罹病期間と膵島関連自己抗体陽性率**
急性発症1型糖尿病患者（n=206）で横断的に検討

- 抗ZnT8抗体単独陽性の一見2型糖尿病とみえる症例では,その予後に関するエビデンスが現時点では不十分であるため,緩徐進行1型糖尿病と診断できない[5].
- 抗ZnT8抗体の陽性率は小児発症例および急性発症例で高い(図3)[1].

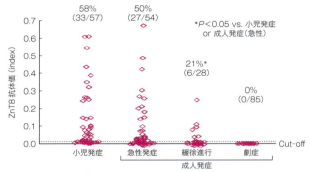

図3　日本人1型糖尿病における抗ZnT8抗体の抗体価と陽性率
(文献1より)

文献
1) Kawasaki, E. et al.:*Clin Immunol*, **138** (2):146～153, 2011.
2) Kawasaki, E. et al.:*Acta Diabetol*, **51** (3):429～434, 2014.
3) Kawasaki, E.:*Endocr J*, **59** (7):531～537, 2012.
4) Kawasaki, E. et al.:*Diabetologia*, **51** (12):2299～2302, 2008.
5) 日本糖尿病学会1型糖尿病調査研究委員会:糖尿病, **56** (8):590～597, 2013.

(川﨑英二)

islet cell antibody　　　　　　　　　　　　　　　　　　　　　　　検 血清

膵島細胞質抗体（ICA）

基準値　陰性（1.25 JDF[*1]単位未満）

どんな検査か？
ICAは膵島細胞（islet cell）の細胞質と反応する自己抗体である．血液型がO型のヒト膵臓の凍結切片を基質として蛍光抗体法による免疫組織化学染色法で測定され，顕微鏡下に判定される．

どんなときに調べるか？
すでに糖尿病と診断が確定した患者に対して，1型糖尿病を疑う場合に行う．

何がわかるか？
高値　急性発症1型糖尿病（自己免疫性）
　　　緩徐進行1型糖尿病（SPIDDM）

どう読むか？
- 1型糖尿病の発症様式が急性（糖尿病症状出現後，3カ月以内）の場合，ICAが陽性であれば，「急性発症1型糖尿病（自己免疫性）」と診断できる．
- 一見2型糖尿病と考えられる患者において，経過のどこかでICAが陽性であった場合には，「緩徐進行1型糖尿病」と診断できる．

何に注意すればよいか？
- 測定法が煩雑であり多数の検体を調べることができず，またICAの主な対応抗原がGAD[*2]やIA-2[*3]，ZnT8[*4]であることが判明しているため，ICAの測定は抗GAD抗体や抗IA-2抗体，抗ZnT8抗体の測定に取って代わられた．
- ICAは抗GAD抗体と同様に発症年齢に関係なく急性発症1型糖尿病の発症早期に60〜80％の陽性率を呈することから，1型糖尿病の診断に有用である[1]．ただし，ICAは経過とともに抗体価並びに陽性率が比較的速やかに低下し，1年後の陽性率は50％，5年後には20〜30％に低下する[2]．したがって，糖尿病の罹病期間が長い患者では，ICAが陰性であっても1型糖尿病を否定できない．

文献　1) Gorus, F. K. et al.：*Diabetologia*, 40（1）：95〜99, 1997.
　　　2) Irvine, W. J. et al.：*Diabetes*, 26（2）：138〜147, 1977.

（及川洋一）

[*1]JDF：Juvenile Diabetes Foundation（国際若年性糖尿病財団）
[*2]GAD：glutamic acid decarboxylase（グルタミン酸デカルボキシラーゼ）
[*3]IA-2：insulinoma-associated protein-2　　[*4]ZnT8：zinc transporter 8

ヒト白血球抗原（HLA）

human leukocyte antigen　　　検 血液

➕ どんな検査か？

HLAの各遺伝子座（HLA-A，-B，-C，-DP，-DR，-DQ）において，父・母由来の1種類（ホモ型）または2種類（ヘテロ型）のHLA抗原（血清学的タイピング）あるいは対立遺伝子（DNAタイピング）を同定する検査である．

HLAは免疫応答における自己・非自己の識別因子であり，顕著な多様性を示す．主として2つの検査法によってタイピング（同定）される．

血清学的タイピング：HLA抗血清とリンパ球上のHLA抗原との反応性によって同定されるHLA抗原検査法．通常，リンパ球細胞傷害試験（lymphocyte cytotoxicity test：LCT法）が行われる．

DNAタイピング：DNAを用いてHLAの対立遺伝子（アリル）を同定する検査法．Polymerase chain reaction（PCR）を用いた種々の方法によってDNA解析が行われる．

👁 どんなときに調べるか？

1型糖尿病の疾患感受性あるいは抵抗性を示すHLAの有無を調べることで，1型糖尿病の診断補助に役立てたいときに検査する．

❤ 何がわかるか？

- 本検査によって，有核細胞上に発現しているクラスⅠ抗原（HLA-A，-B，-C）と，抗原提示細胞であるマクロファージや樹状細胞，B細胞，活性化T細胞など限られた免疫担当細胞に発現するクラスⅡ抗原（HLA-DP，-DR，-DQ）が同定される．
- DNAタイピングでは，血清学的に同一抗原とタイピングされたものをさらに細かく分類し，HLA抗原の違いをアミノ酸レベルで鑑別することができる．

📄 どう読むか？

- ゲノムワイド関連解析（genome-wide association study：GWAS）を含むこれまでの1型糖尿病疾患感受性遺伝子に関する報告によると，1型糖尿病に最も強く関与している遺伝子座は第6染色体短腕（6p21）上のHLAであることが示されている．**表1**に日本人における急性発症1型糖尿病の疾患感受性並びに疾患抵抗性HLAを示す．
- HLA-A24は，β細胞傷害性に関連するHLAクラスⅠ分子である可能性が指摘されている[1]．

表1 日本人の急性発症1型糖尿病に関連するHLA

		疾患感受性	疾患抵抗性
血清学的タイピング	DR	DR4, DR8, DR9	DR2 (DR15)
DNAタイピング	DRB1	*04:05 *08:02 *09:01	*15:01 *15:02
	DQB1	*03:02 *03:03 *04:01	*06:01 *06:02
	ハプロタイプ	DRB1*04:05-DQB1*04:01 DRB1*08:02-DQB1*03:02 DRB1*09:01-DQB1*03:03	DRB1*15:01-DQB1*06:02 DRB1*15:02-DQB1*06:01

❗何に注意すればよいか？

- 疾患感受性ハプロタイプは，一般集団においてもある一定の頻度でみられる[2]．したがって，疾患感受性ハプロタイプを有するからといって1型糖尿病を発症するわけではない．
- 疾患抵抗性ハプロタイプと疾患感受性ハプロタイプのヘテロでは，前者が後者に対して優性であると考えられている（疾患抵抗性が勝る）[3]．
- 欧米白人と日本人では疾患感受性HLAハプロタイプが大きく異なっている（表2）[4]．疾患感受性が「不明」の箇所は，一般集団における当該ハプロタイプの頻度がきわめて低いため疾患感受性ハプロタイプとしての検出が困難であることを意味している．

表2 1型糖尿病に関連するHLAハプロタイプ（日本人と欧米白人との比較）（文献4より）

DRB1-DQB1ハプロタイプ	日本人		欧米白人	
	頻度	感受性or抵抗性	頻度	感受性or抵抗性
DRB1*04:05-DQB1*04:01	あり	感受性	まれ	不明
DRB1*09:01-DQB1*03:03	あり	感受性	まれ	不明
DRB1*03:01-DQB1*02:01	まれ	不明	あり	感受性
DRB1*04:01-DQB1*03:02	まれ	不明	あり	感受性
DRB1*15:01-DQB1*06:02	あり	抵抗性	あり	抵抗性

文献
1) Nakanishi, K. et al.：*Diabetes*, **42**（7）：1086〜1093, 1993.
2) Ikegami, H. et al.：*J Clin Invest*, **96**（4）：1936〜1942, 1995.
3) Kawabata, Y. et al.：*Diabetologia*, **52**（12）：2513〜2521, 2009.
4) 川畑由美子：月刊糖尿病, **1**（6）：16〜23, 2009.

（及川洋一）

anti insulin receptor antibody　　　　　　　　　　　　　　　　　　　検 血清

抗インスリン受容体抗体

基準値
陽性（結合阻害率カットオフ値：24.2％，ビー・エム・エル社[*1]）

どんな検査か？
インスリン受容体に対する抗体を測定する．一般的に，ラジオレセプターアッセイ法を用いたインスリン受容体結合阻害法で測定される．

どんなときに調べるか？
主にインスリン受容体異常症 B 型が疑われる場合に測定する．

何がわかるか？
高値 インスリン受容体異常症 B 型

どう読むか？
- 本検査では，患者血清中の抗体（IgG）が ^{125}I 標識インスリンとインスリン受容体[*1]との結合をどの程度阻害するか（結合阻害率）が測定されている．患者血清中のインスリン受容体抗体量が多いほど，結合阻害率は高値を示す．
- インスリン受容体遺伝子異常などによる高度のインスリン抵抗性をきたす病態（インスリン受容体異常症 A 型並びに C 型，妖精症［leprechaunism］，Rabson-Mendenhall 症候群など）とインスリン受容体異常症 B 型との鑑別に有用である．
- インスリン受容体抗体は一般的にポリクローナルな IgG であり[1]，インスリン様作用を有することも，また逆の作用（インスリン作用を阻害）を有することもある．したがって，原因不明の空腹時低血糖の鑑別としてほかの病因が否定的であり，インスリン様作用活性を有するインスリン受容体抗体の関与が疑われる場合にも本測定が考慮される．

何に注意すればよいか？
- 測定原理上，血清中に大量のインスリンが存在すると，結合阻害率が高く測定され偽陽性となりうる．現在は，患者血清中のインスリンを透析法で除去してから測定が行われているので，通常は問題にならない（ビー・エム・エル社）．

文献 1) De Pirro, R. et al.：*Diabetes*, 33（3）：301〜304, 1984.

（及川洋一）

[*1]：ビー・エム・エル社では，IM-9（Epstein-Barr virus（EBV）transformed B lymphoblast）細胞表面上に発現しているヒトインスリン受容体が用いられている．なお，現在日本において本検査の受託を行っている施設はビー・エム・エル社のみである．

oral glucose tolerance test 検 血漿, 血清

経口ブドウ糖負荷試験（OGTT）

基準値
「どう読むか？」を参照

どんな検査か？
ブドウ糖負荷を糖尿病の診断に利用しようという試みは古くからあり，50gブドウ糖負荷に始まり，現在では国際的に認められている75gブドウ糖負荷試験が用いられている．

検査の方法は150g以上の糖質を含む食事を3日間以上摂取した後（糖質摂取量が少ない場合，耐糖能は低下する），10〜14時間絶食させ（飲水は可），翌朝9時頃ブドウ糖75gを経口投与する．

投与前，30分後（30分値），1時間後（1時間値），2時間後（2時間値）で血糖値とインスリン値や必要に応じて血中Cペプチドの測定を行う．

どんなときに調べるか？
糖尿病が疑われるとき，口渇・多飲・多尿・体重減少の症状を呈する場合，網膜症などの合併症のために医療機関を受診したり，検診・健康診断，あるいは他疾患の治療に際してのスクリーニングなどで糖尿病が疑われる場合

何がわかるか？
- 糖尿病型，正常型，境界型の判定
- 初期インスリン分泌（糖尿病ではインスリンの初期分泌低下のため，ブドウ糖負荷後のインスリン分泌のピークは遅延する）

どう読むか？
- 糖尿病型：空腹時血糖値126 mg/dl以上，もしくはOGTT2時間値200 mg/dl以上のいずれかを満たす場合
- 正常型：空腹時血糖値110 mg/dl未満かつ，OGTT2時間値140 mg/dl未満のもの
- 境界型：糖尿病型にも正常型にも属さないもの

何に注意すればよいか？
- 判定のために空腹時と2時間値の採血は必須である．
- 分泌能の評価のためには30分値，1時間値が参考となる．
- 正常型であっても，OGTT1時間値が180 mg/dl以上の場合には糖尿病の発症リスクが高く，境界型に準じて経過観察とする．
- 境界型であっても，OGTT2時間値140 mg/dl未満で空腹時血糖値が110〜125 mg/dlのものを空腹時血糖異常（impaired

fasting glucose:IFG)と呼ぶ.糖尿病の発症リスクのみが高い.
- OGTT2時間値140〜199 mg/dlのものを耐糖能異常(impaired glucose tolerance:IGT)と呼ぶ.心血管疾患の高リスク者でもあるといわれている.
- OGTT試行時にインスリン値も同時に測定し,インスリン分泌指数(insulinogenic index:II = Δ血中インスリン値(30分値−0分値)/Δ血糖値(30分値−0分値)を算出することが望ましい.

(糖尿病患者ではIIが0.4未満.境界型でも0.4未満であれば糖尿病に進展する可能性が高い.)

保険 【耐糖能精密検査(常用負荷試験及び血中インスリン測定又は常用負荷試験及び血中C-ペプチド測定を行った場合)】900点

文献 1) 日本臨床, **70**(増刊号3), 2012.
2) 日本臨床, **66**(増刊号4), 2008.
3) Tanaka, Y. et al.:*Diabetes Care*, **21**(7):1133〜1137, 1998.

(堀 綾・金澤昭雄)

intravenous glucose tolerance test　検 血漿(血糖)，血清(インスリン)

経静脈ブドウ糖負荷試験（IVGTT）

基準値
評価法：耐糖能として Kg[*1]（rate of glucose disappearance），インスリン分泌能に関しては acute insulin response（AIR[*2]）を指標にすることが多い．また，インスリン抵抗性に関してはミニマルモデルでのインスリン感受性指数（SI[*3]）を指標にする（表）．

表　各指標の目安（文献1～3より）

文献1より

文献1より	正常耐糖能 (糖尿病家族歴なし)	正常耐糖能 (糖尿病家族歴あり)	境界型糖尿病	糖尿病
Kg (10^{-2}/分)	2.70±0.16	1.97±0.24	1.34±0.08	0.93±0.13
AIR (pmol/l)[#]	447.8±86.0	178.4±45.8	175.8±35.1	49.5±16.5
SI (10^{-4}・分$^{-1}$*(pmol/l)$^{-1}$)	0.76±0.08	0.79±0.09	0.56±0.07	0.36±0.07

[#]ブドウ糖負荷後0〜10分での血清インスリン値の基礎からの増加分の平均値（1 μU/ml insulin≒6 pmol/l）

文献2より	健者者	2型糖尿病
Kg (10^{-2}/分)	1.94±0.12	1.15±0.10
AIR (μU/ml)[##]	165±51	26±10
SI (10^{-4}・分$^{-1}$*(μU/ml)$^{-1}$)	11.8±2.6	6.7±0.8

文献3より	健常男性	運動選手	健常者 (糖尿病家族歴あり)	境界型糖尿病
Kg (10^{-2}/分)	2.2±0.7	2.9±1.5	2.3±0.8	1.4±0.5
AIR (μU/ml)[##]	423±265	322±239	207±100	205±232
SI (10^{-4}・分$^{-1}$*(μU/ml)$^{-1}$)	7.4±4.2	13.3±7.5	9.1±4.6	5.6±4.9

[##]ブドウ糖負荷後0〜10分での血清インスリン値の曲線下面積

どんな検査か？
インスリン分泌能とインスリン抵抗性を評価することは日常の糖尿病診療において重要なことであり，その評価法のひとつがIVGTTである．

どんなときに調べるか？
日常臨床で行われることは少ないが，臨床研究や膵移植などまれな症例の治療前後の病態評価として用いられる．

何がわかるか？
経静脈的にブドウ糖を負荷し，その負荷による血糖や血清インスリンまたはCペプチドの経時的変化を解析することで，消化管を介さないインスリン分泌能や耐糖能[4]を評価する．

どう読むか？
評価としては，絶対値としての評価よりも，対象と比較した相対的な評価として用いられることが多い．IVGTTのレジメンは報

[*1] Kg：ブドウ糖負荷後10〜20分での血糖値の推移曲線の接線の傾き
[*2] AIR：ブドウ糖負荷後0〜10分（20分）での血清インスリン値の曲線下面積や0〜10分での血清インスリン値の基礎からの増加分の平均値など（論文により定義が異なる）
[*3] SI：「ミニマルモデル」の項（23頁）参照

告によりさまざまであるが，その一例（insulin modified IVGTT）を以下に示す．

本検査は，通常10〜12時間の夜間絶食の後の早朝空腹時に行う．座位あるいは仰臥位にて左右肘静脈にカニュレーションしヘパリン生食でロックする（一方を負荷ルート：ブドウ糖およびレギュラーインスリン，他方を検体採取ルートとする）．ブドウ糖負荷前に検体採取を行った後，50%ブドウ糖液20〜50 ml（ブドウ糖10〜25 gあるいは0.3 g/kg体重）を1〜3分で注入する．その後経時的に検体（血糖，インスリン）を採取する．ブドウ糖注入後20分の時点でレギュラーインスリンを0.03〜0.05 U/kg体重を5〜30 mlの生食で希釈し，ボーラスないし5分かけて注入する．その後も経時的に検体を採取する．

検体採取時間の例：-5, 0, 2, 3, 5, 7, 10, 15, 20, 22, 23, 25, 27, 30, 40, 50, 60, 70, 90, 100, 120, 150, 180分

このプロトコールでは，ミニマルモデル（別項23頁参照）によるインスリン抵抗性評価も可能である．インスリン分泌能や耐糖能の評価は，20分までの検体採取で可能である．

● **何に注意すればよいか？**
- 経口ブドウ糖負荷試験に比べ糖代謝動態が非生理的である．

保険 【常用負荷試験】200点（血糖，尿糖の推移を評価する場合）
【耐糖能精密検査】900点（血糖，尿糖の推移に加えインスリン，Cペプチドの推移も評価した場合）
検査や手技のコストは点数内に含まれる．使用薬剤（ブドウ糖液）は別途請求できる．

文献
1) Tokuyama, Y. et al.：*Metabolism*, **50**：812〜818, 2001.
2) Nagasaka, S. et al.：*Diabetes*, **48**：1054〜1060, 1999.
3) 長坂昌一郎：16. ミニマルモデルによる日本人の糖代謝解析．糖尿病学2004, 診断と治療社, 2004, pp137〜144.
4) Lundbaek, K.：*BMJ*, **1**：1507〜1513, 1962.

（佐藤尚太郎・長坂昌一郎）

meal test 検 血漿，血清

食事負荷試験

➕ どんな検査か？
- 過去には日本糖尿病学会が糖尿病検査に関する標準化委員会のもとテストミール開発ワーキンググループを設立し，食後高血糖と脂質異常症をあわせて評価できる国際標準となる負荷基準食の研究を進め，テストミールAが開発された．総エネルギー量450 kcal（炭水化物51.4%，脂質33.3%，たんぱく質15.3%）とされた．現在は発売中止している．
- 最近では，食事負荷試験において「クッキーテスト」がある（サラヤ株式会社）．負荷に使うクッキー「ミールテストC」は脂肪が含まれるので，より実生活の食事に近い．耐糖能以外に脂肪の処理能や食後脂質異常症の検出や最近注目されているインクレチン分泌の評価にも適しているといわれている．

「ミールテストC」は75 g小麦粉でんぷんと28.5 gバター脂肪からなり，たんぱく質8 gのほか甘味料などを含まず自然的食品（592 kcal）である．

クッキーはお茶，紅茶で10〜15分で摂取し，50%摂取時点をスタート時とし，1および2時間後血糖値，血中インスリン，中性脂肪の測定を行う．

👁 どんなときに調べるか？
すでに2型糖尿病と診断された患者の食後糖代謝異常を調べたいとき，薬剤効果判定試験のとき，食後高中性脂肪血症の診断を行いたいとき，ダンピング症候群・反応性低血糖を調べるとき

❤ 何がわかるか？
- 75 gOGTTと異なり，テストミールによる負荷では食後1時間の血糖値が最大となり，実生活での食事内容と食後糖代謝動態を反映する．

📄 どう読むか？
- 食事負荷試験は，糖尿病診断のための判定基準としては確立されていないが，実生活の食事内容を反映するため，薬剤効果判定に有用である．

保険 【耐糖能精密検査（常用負荷試験及び血中インスリン測定又は常用負荷試験及び血中C-ペプチド測定を行った場合）】900点

文献 1) 谷口晋一・他：プラクティス，26（5）：550〜556，2009.
2) Harano, Y. et al. : *Endocr J*, **53**（2）: 173〜180, 2006.

（堀　綾・金澤昭雄）

glucagon stimulation test　　　　　　　　　　　　　　　　　　　検 血清

グルカゴン負荷試験

基準値　空腹時血中Cペプチド 1.0～3.5 ng/ml

どんな検査か？
グルカゴンは膵ランゲルハンス島のα細胞から産生，分泌されるホルモンで，肝臓での糖新生を促進し，また膵β細胞を直接刺激して，インスリン分泌を促進する．

早朝空腹時に採血を行った後，生理食塩液に溶解したグルカゴン1 mgを静脈注射後に血中ブドウ糖とCペプチドの測定を行う．注射後5分もしくは6分後に採血を行う．

どんなときに調べるか？
糖尿病患者の治療法選択として，膵内分泌腫瘍であるインスリノーマの存在診断，肝予備能検査として

何がわかるか？
残存膵β細胞量の推定，内因性インスリン分泌能の評価

どう読むか？
- グルカゴン負荷6分後の血中Cペプチド値が1.0 ng/ml未満であれば，インスリン分泌能が低下している可能性が高く，1.0 ng/ml以上であればインスリン分泌能が保たれている．

  ΔCPR（グルカゴン1 mg静注負荷における前値と負荷後5分もしくは6分の血中Cペプチドの差）
  0.7～1.0　インスリン治療の適応
  1.0～2.0　経口薬治療の適応
  2.0以上　食事療法，運動療法が基本

何に注意すればよいか？
- 負荷前の血糖値が低い場合には十分なCペプチド反応が得られない可能性もある．
- 負荷前の血糖値が上昇すると膵β細胞の機能を過大評価する場合がある．
- 特にインスリン注射により空腹時血糖が不安定なときは注意が必要であり，検査施行にあたっては空腹時血糖が安定している条件（至適血糖値126 mg/dl）が望ましい．
- 検査施行前から慢性的に高血糖が持続している場合は，糖毒性により糖負荷によるインスリン分泌はかなり減弱するが，グルカゴン負荷による刺激は部分的に保持されている．つまり，蓄尿Cペプチド測定に比べ糖毒性の影響は受けにくく，残存膵β細胞の

機能を評価できる検査法といえる．

保険【グルカゴン負荷試験】900点

文献
1) 日本臨床, **70**（増刊号3）, 2012.
2) 三家登喜夫・他：糖尿病, **28**（6）：713〜719, 1985.
3) Funakoshi, S. et al.：*Diabetes Res Clin Pract*, **82**（3）：353〜358, 2008.

（堀　綾・金澤昭雄）

load test of arginine

 血清

アルギニン負荷試験

基準値
負荷後30分・50 μU/ml 以下で低反応

どんな検査か？

必須アミノ酸であるアルギニンは強力なインスリン分泌促進反応を有し，ブドウ糖とは異なる分泌機構であることが知られている．アルギニンはそのトランスポーターを介して膵β細胞内に入ると，細胞膜の脱分極がトリガーとなり，細胞外から Ca^{2+} が流入してインスリン分泌が惹起される．生体内投与においても安全性が高いことより，膵β細胞のインスリン分泌反応の臨床研究に使用されてきた．

Halterらの報告後，WardやProteらを中心にアルギニン静脈内投与による負荷試験を用いて膵β細胞のインスリン分泌能について集積された．

検査の方法として，早朝空腹時に10% L-アルギニン溶液300 ml を30分間で点滴する．

採血は負荷前，負荷後10，20，30，40，60，90，120分に行い，血糖値，血中インスリン，必要に応じて血中Cペプチド，グルカゴン，成長ホルモンの測定を行う．

健常人では血糖値はアルギニン点滴開始後約20分値でピークとなる．血中インスリンは30分後にピークとなり，その値が50 μU/ml 以下を低反応，120 μU/ml 以上を高反応と判定する．2型糖尿病では軽症例では正常であるが，進行すると低反応を呈する．

どんなときに調べるか？

下垂体からの成長ホルモン分泌能評価，膵臓からのインスリン分泌予備能評価，インスリノーマの補助診断，膵性糖尿病の診断をつけるときなど

何がわかるか？

膵β細胞のインスリン分泌能，下垂体機能

どう読むか？（図）

- それぞれの血糖値レベルでのインスリン分泌反応の最大値をAIR$_{max}$（acute insulin response, μU/ml）と定義して，血糖値とAIR$_{max}$の関係をプロットすると，血糖値100〜250 mg/dl の範囲では直線的関係，250 mg/dl 以上では曲線関係を示し，Michaelis-Mentenの式にて推定し解析できる．

- 血糖値の低い2点より計算されたその直線の傾き（= Δ AIR / Δ glucose）は，glucose potentiation slopeと定義され，グルコース上昇に対する膵β細胞インスリン分泌能の指標とされている．
- 血糖値450 mg/dl以上の範囲では最大インスリン分泌反応となり，膵β細胞のグルコースに対する反応性（responsiveness）と考えられる．
- この最大AIR_{max}の50%である$AIR_{50\%}$（half-maximal responsiveness）を示す際の血糖値PG_{50}は膵β細胞のグルコースに対する感受性（sensitivity）と考えられる．

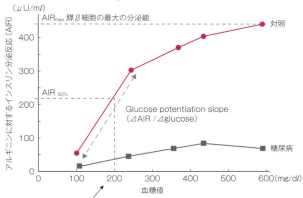

図　アルギニン負荷におけるAIR_{max}とglucose potentiation slopeの関係
（文献4より）

保険　【下垂体前葉負荷試験】1,200点

文献
1) 日本臨床, **70**（増刊号3）2012.
2) 日本臨床, **66**（増刊号4）2008.
3) Prote, D. Jr.：*Diabetes*, **40**：166〜180, 1991.
4) Ward, W. K. et al.：*J Clin Invest*, **74**：1318〜1328, 1984.

（堀　綾・金澤昭雄）

insulin tolerance test　　　　　　　　　　　　　　　　　　　　　　　　検 血漿

インスリン負荷試験（ITT）

基準値
KITT（後述）は健常者で5.65 ± 0.35%/分，肥満患者で4.14 ± 0.52%/分，糖尿病患者で2.73 ± 0.29%/分と報告されている[1]．インスリン抵抗性が強いほどKITTは低値となる．

どんな検査か？
早朝空腹時に生理食塩水でルートを維持し，0.1 U/kg体重の速効型インスリンを静注する．静注前，3，6，9，12，15分に採血し，血糖値を測定する．その後50%ブドウ糖静注などで低血糖を回避する．

どんなときに調べるか？
インスリンの感受性を，ベッドサイドで簡便に評価したいときに行う．被験者数や時間制約などにより，グルコースクランプ法やミニマルモデル法を実施するのが困難なときに役立つ[2, 3]．

何がわかるか？
インスリン抵抗性の存在や感受性がわかる．実際の臨床では，種々の糖尿病患者における感受性の測定に用いることができる．

どう読むか？
- 血糖値の半減期$t^{1/2}$（分）をインスリン投与後3分から15分のあいだの血糖値降下直線を用いて計算する（図）．
Kindex（KITT）＝$0.693/t^{1/2} \cdot 100$（%/分）で求められた値を，インスリン感受性の指標とする．

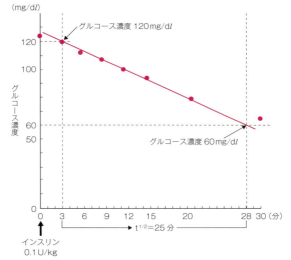

図　インスリン負荷試験におけるKITT値の算出（文献4より）
血糖値の半減期$t^{1/2}$は25分であり，KITTは0.693/25×100＝2.77%/分となる．

❗ 何に注意すればよいか？

- まれに意識障害を伴う重度の低血糖をおこす可能性がある．特に高齢者や，インスリン感受性のよい正常耐糖能者では低血糖の可能性が高く注意が必要である．また，血糖が低下するとインスリン拮抗ホルモンの影響により評価が困難となる．

保険　【下垂体前葉負荷試験】1,200点

文献
1) Bonora, E. et al.：*J Clin Endocrinol Metab*, **68**：374〜378, 1989.
2) 松本一成・他：糖尿病, **41**：891〜896, 1998.
3) Matsumoto, K. et al.：*Diabetes Care*, **20**：1738〜1743, 1997.
4) 加藤宏一：日本臨牀, **66**（増刊号4）：203〜207, 2008.

〈田所梨枝・長坂昌一郎〉

人工膵臓を用いたグルコースクランプ法

基準値
日本人において明確な基準値設定はなされていないが、絵本らが大阪市立大学のプロトコールによる高インスリン正常血糖クランプ法において、クランプパラメータとインスリン抵抗性指標について報告している（表）[1].

表 大阪市立大学プロトコールによる対象337例におけるクランプパラメータとインスリン抵抗性指標（N：症例数，平均±SD）（文献1より）

	耐糖能正常	耐糖能異常	2型糖尿病	全例
N	38	12	287	337
年齢（歳）	38.1±20.2	46.3±15.0	53.3±12.8	51.4±14.7
BMI（kg/m²）	23.7±4.2	29.0±3.2	25.2±3.9	25.1±4.0
HbA1c（％）	4.87±0.55	5.25±0.43	8.66±1.93	8.1±2.2
クランプパラメータとインスリン抵抗性指標				
[*1]SSBG（mg/dl）	92.2±5.1	92.5±1.6	91.0±2.9	91.2±3.2
[*2]CV of SSBG	3.56±2.79	3.20±1.85	2.39±2.0	2.49±2.1
[*3]SSPI（mU/ml）	116.5±45.0	123.6±34.6	112.1±32.4	113.0±34.6
[*4]GIR（=M）（mg/kg/分）	9.43±4.69	4.42±1.9	4.52±2.12	5.07±2.97
M/I 比（mg/kg/分/（mU/ml）×100）	9.33±5.74	4.09±2.07	4.56±2.89	5.04±3.64

[*1]SSBG：steady state blood glucose, [*2]CV（％）：coefficiency of variance,
[*3]SSPI：steady state plasma insulin, [*4]GIR：glucose infusion rate

どんな検査か？

人工膵臓を用いて人工的にブドウ糖注入量もしくはインスリン注入量を設定し、検査対象者の血糖値や血中インスリンレベルをコントロールすることで、さまざまな条件下での糖代謝動態を測定する検査である．そのため検査だけではなく、糖尿病ケトアシドーシスなど高血糖緊急症の治療、周術期の血糖管理に用いられることもある．

図に現在、日機装が提供している人工膵臓の最新モデルSTG-55を示すが、従来の人工膵臓に比べ機械自体のサイズが小型化し、準備時間も短縮、さらにセンサーのエイジングも5分程度と大幅に短縮され、使いやすいものとなっている．

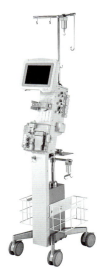

図 人工膵臓の外観（STG-55）

◉ どんなときに調べるか？

現在，多くの場合インスリン抵抗性の評価を目的に行われている検査法である．インスリン抵抗性は臓器特異的に存在するが，前述した高インスリン正常血糖クランプ法では，肝臓からの糖放出はほぼ完全に抑制されるので，主に骨格筋におけるインスリン感受性が定量的に評価できる[2]．方法は対象症例にインスリンを持続注入し，これにより血中インスリン濃度を高値（およそ100 μU/ml 程度）に保持し，肝臓からの糖放出による血糖値への影響を排除，さらに同時に一定の血糖値を維持するために必要なブドウ糖を注入する．ここでブドウ糖注入速度（glucose infusion rate：GIR）はインスリン抵抗性を有するほど低値であり，逆に感受性が高ければ高値となるため，この GIR をもってインスリン感受性の指標にする．血中インスリン濃度で補正することもある（M/I 比，表）．

その他，さまざまなレベルで血糖値を維持する高血糖クランプ法によるインスリン分泌能の評価，血管内皮機能の評価[3]や，正

常インスリン正常血糖クランプ法を用いた運動後の血糖上昇と回復レベルの評価[4]，また先に述べた高血糖緊急症の急性期治療や周術期の厳密な血糖管理[5,6]，さらにはインスリン注入により内因性インスリン分泌を抑制しつつ血糖コントロールを行い，各種インスリンの薬効動態の比較検討[7,8]などさまざまに臨床応用されている．

何がわかるか？

標準化プロトコールによる**表**[1]の結果を参考にすれば，GIR が 4.74 mg/kg/分（耐糖能正常者平均−1 SD 値）を下回るような症例，また M/I 比が同様に 3.59 mg/kg/分/(mU/ml)×100（耐糖能正常者平均−1 SD 値）未満に低下している症例では，骨格筋レベルでのインスリン抵抗性があると考えられる．

何に注意すればよいか？

- 標準化高インスリン正常血糖クランプ法においては，インスリン注入速度が 1.25 mU/kg/分に設定されているが，高度の肥満や脂肪肝症例においては，高濃度のインスリンによっても肝臓からの糖放出抑制が不十分となる可能性も考えられ，その肝糖放出の結果 GIR が低値となり，骨格筋レベルでのインスリン抵抗性が過大評価になる可能性がある．

保険【人工膵臓検査（一連につき）】5,000点

文献
1) 絵本正憲・他：糖尿病診療マスター，**7**：219〜224，2009．
2) 駒津光久・他：プラクティス，**26**：557〜562，2009．
3) Ceriello, A. et al.：*Diabetes Res Clin Pract*, **82** (2)：262〜267, 2008.
4) Fahey, A. J. et al.：*J Clin Endocrinol Metab*, **97** (11)：4193〜4200, 2012.
5) Okabayashi, T. et al.：*Diabetes Care*, **32** (8)：1425〜1427, 2009.
6) Hanazaki, K. et al.：*Am J Surg*, **207** (6)：935〜941, 2014.
7) 入江 伸・他：Jpn J Clin Pharmacol Ther, **30**：209〜210，1999．
8) Heise, T. et al.：*Expert Opin Drug Metab Toxicol*, **18**：1〜9, 2015.

（齊木 亮・長坂昌一郎）

prolonged fasting test 🔴 血漿, 血清

絶食試験

➕ どんな検査か？
72時間絶食とし，低血糖出現の有無を確認する．また，低血糖出現時にインスリン分泌異常を伴っていないかを調べる．

絶食試験の手順[1]
1. 最後に食事をした時刻を絶食の開始時間とする．以後，カロリーやカフェインを含まない飲みものの摂取のみ可とする．活動制限を設けず，自由に過ごしてもらう．
2. 試験開始後は6時間ごとに採血を行う．血糖値が60 mg/dl以下となったら1〜2時間ごとに採血する．各採血では，血糖値，IRI[*1]，CPR[*2]を同時に測定する．
3. 血糖値が45 mg/dl以下になったら試験終了とする．ただちに採血し，血糖値，IRI，CPR，β-ヒドロキシ酪酸，（可能であれば）プロインスリンを測定する．
4. 続いてグルカゴン1 mgを静注し，10分，20分，30分後に血糖測定を行う．その後食事再開とする．
5. コルチゾールや成長ホルモン，グルカゴンの欠乏が疑われる場合は，本試験開始時と絶食終了時（グルカゴン投与前）の検体でこれらの測定を行う．

👁 どんなときに調べるか？
空腹時低血糖をきたす疾患の鑑別を行うときに施行する．

❤ 何がわかるか？
インスリノーマの診断率は99％と非常に高く[2]，最も有用な信頼できる検査である．

📖 どう読むか？
- 絶食終了時の採血所見に基づいて鑑別を行う（表）．
- インスリノーマでは低血糖をおこしていても内因性インスリンの分泌抑制がみられない（低血糖であるにもかかわらず，IRI，CPR，プロインスリン値が不適切に高い）．
- インスリノーマでは，過剰なインスリン分泌の結果，絶食による飢餓状態であってもケトン体産生がみられず，β-ヒドロキシ酪酸が低値となる．また，絶食状態であってもインスリンの存在によって肝グリコーゲンの分解が進まずに保持されるため，試験終了後のグルカゴン負荷にて血糖値の上昇（肝臓における糖新生）が観察される．

[*1] IRI：Immunoreactive insulin（12頁参照）
[*2] CPR：C-peptide immunoreactivity（14頁参照）

表 72時間絶食試験の結果解釈（文献1より）

	低血糖症状の有無	血糖値 (mg/dl)	IRI (μU/ml)	CPR (ng/ml)	プロインスリン (pmol/l)	β-ヒドロキシ酪酸 (mmol/l)	グルカゴン負荷前後の血糖値の変化* (mg/dl)
正常	なし	≧40	<6	<0.6	<5	>2.7	<25
インスリノーマ	あり	≦45	≧6	≧0.6	≧5	≦2.7	≧25
インスリンによる虚偽性低血糖	あり	≦45	≧6	<0.6	<5	≦2.7	≧25
SU薬による薬剤性低血糖	あり	≦45	≧6	≧0.6	≧5	≦2.7	≧25
IGF-IIによる低血糖	あり	≦45	<6	<0.6	<5	≦2.7	≧25
インスリノーマに関連しない低血糖	あり	≦45	<6	<0.6	<5	>2.7	<25

*：最高値と絶食終了時との差

❗ 何に注意すればよいか？

- 入院のうえ厳しい監視下で行う．脱水の出現に注意する．
- 72時間経過しても低血糖症状や血糖値の低下が認められない場合は，試験終了とする．
- 患者負担軽減のため，試験初日は夕食終了時を絶食開始時刻とするとよい．
- インスリノーマとSU薬による薬剤性低血糖との鑑別は本試験では困難であり，血中薬物濃度の測定や問診などで鑑別を行う．
- IRI測定は標準化されていないため，測定法によって数値が多少異なる可能性がある．表では2抗体法によるラジオイムノアッセイで測定した場合のIRI値を示す．

文献 1) 日本糖尿病学会編：糖尿病専門医研修ガイドブック．改訂第5版，p325，診断と治療社，2012.
2) Service, F. J. et al.：*J Clin Endocrinol Metab*, **85** (11)：3973～3974, 2000.

（及川洋一）

stages of diabetic retinopathy

糖尿病網膜症ステージ

➕ どんな検査か？
糖尿病網膜症は高血糖によって血管が障害されることにより，血管透過性の亢進が生じ，その後血管閉塞，そして最終的には虚血による血管新生へと進行していく．網膜症の病期は主に眼底所見に基づいて判定される．

👁 どんなときに調べるか？
糖尿病患者を初診で診察した場合は，必ず病期，合併症の評価が必要であり，眼底検査を実施し判定する．また，病期，合併症の有無によって，適切な期間で再検査を行う．網膜症がなければ6カ月に1回程度の診察で問題ないが，増殖網膜症であれば2週間〜1カ月に1回の診察が必要である．

❤ 何がわかるか？
網膜症の病期，合併症の判定を行うことで，治療介入の必要性を判断する．糖尿病網膜症の病期分類には福田分類，Davis分類，国際重症度分類，Scott分類，ETDRS分類などがある．本稿では，このなかで眼科医ばかりでなく内科にも広く認知されており，糖尿病眼手帳に記載されていることから，医療連携において汎用されている，Davis分類（改変Davis分類），国際重症度分類，新福田分類について解説する．これらの分類は眼底観察，さらには蛍光眼底造影検査（別項67頁参照）を行うことで，正確に分類可能である．

1. 改変Davis分類

網膜症なし，単純網膜症，増殖前網膜症，増殖網膜症の4つに分類される（**表1**）．単純網膜症は軽症，増殖前網膜症は中等症，増殖網膜症は重症に位置づけられるため理解しやすいが，眼底所見の程度，病変の範囲は考慮されていないことから，同じ病期でも重症度に差がある場合がある．

2. 国際重症度分類

網膜症なし，軽症非増殖網膜症，中等症非増殖網膜症，重症非増殖網膜症，増殖網膜症の5つに分類しており，病変の数，範囲で分類しているのが特徴である．また，黄斑浮腫も浮腫を認めないものから，軽症，中等症，重症と4段階に分類している（**表2**）．

3. 新福田分類

網膜症を良性，悪性の2群に分類し，さらに各群を5期に分類

表1 改変Davis分類

網膜症病期	眼底所見
網膜症なし	なし
単純網膜症	毛細血管瘤 網膜斑状・点状・線状出血 硬性白斑・網膜浮腫
増殖前網膜症	軟性白斑 静脈異常 網膜内細小血管異常（IRMA）
増殖網膜症	乳頭上・網膜新生血管 網膜前出血 硝子体出血 線維血管増殖膜 牽引性網膜剥離

表2 国際重症度分類

網膜症重症度	眼底所見
網膜症なし	なし
軽症非増殖網膜症	毛細血管瘤のみ
中等症非増殖網膜症	毛細血管瘤以上の病変が認められるが、重症非増殖網膜症より軽症のもの
重症非増殖網膜症	眼底4象限で20個以上の網膜内出血、2象限で明瞭な数珠状拡張、明瞭な網膜内細小血管異常のいずれかを認め、新生血管を認めないもの
増殖網膜症	新生血管または硝子体・網膜前出血のいずれかを認めるもの

黄斑浮腫重症度	眼底所見
黄斑浮腫なし	網膜肥厚、硬性白斑なし
軽症黄斑浮腫	後極部に網膜肥厚、硬性白斑が認められるが、黄斑部から離れている
中等症黄斑浮腫	網膜肥厚、硬性白斑が黄斑部の中心を含んでいない
重症黄斑浮腫	網膜肥厚、硬性白斑が黄斑部の中心を含んでいる

している．さらに，網膜症の合併症である黄斑病変，虚血性視神経症，血管新生緑内障などを含んでいることが特徴である（表3）．

表3 新福田分類

	網膜症病期	眼底所見
良性網膜症 (A)	A1：軽症単純網膜症	毛細血管瘤，点状出血
	A2：重症単純網膜症	しみ状出血，硬性白斑，少数の軟性白斑
	A3：軽症増殖停止網膜症	陳旧性の新生血管
	A4：重症増殖停止網膜症	陳旧性の硝子体出血
	A5：重症増殖停止網膜症	陳旧性の（線維血管性）増殖組織
悪性網膜症 (B)	B1：増殖前網膜症	網膜内細小血管異常，軟性白斑，網膜浮腫，線状・火焔状出血，静脈拡張（網膜無血管野：蛍光眼底造影）
	B2：早期増殖網膜症	乳頭に直接連絡しない新生血管
	B3：中期増殖網膜症	乳頭に直接連絡する新生血管
	B4：末期増殖網膜症	硝子体・網膜前出血
	B5：末期増殖網膜症	硝子体の（線維血管性）増殖組織を伴うもの
合併症	黄斑病変 (M)，牽引性網膜剥離 (D)，血管新生緑内障 (G)虚血性視神経症 (N)，光凝固 (P)，硝子体手術 (V)	

どう読むか？

- 増殖前網膜症，増殖網膜症は光凝固の適応であり，網膜症による失明を抑制することができる[1, 2]．しかしながら，線維血管増殖組織による牽引が生じている場合や，硝子体出血によって光凝固が困難である場合は硝子体手術の適応となる（図a, b）．また，

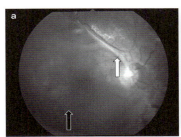

線維血管増殖膜（白矢印）と硝子体出血（黒矢印）を認める

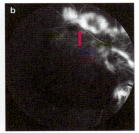

蛍光眼底造影検査．新生血管を含む，線維血管増殖膜からの強い蛍光漏出を認める（矢印）

図　硝子体手術適応となる症例

黄斑症は病期にかかわらず発症し，視力低下の原因となることから，抗 VEGF 薬，ステロイド，光凝固などによる治療の対象となる．

保険 【眼底カメラ撮影】1 通常の方法の場合　イ) アナログ撮影54点，ロ) デジタル撮影58点　2 蛍光眼底法の場合400点　3 自発蛍光撮影法の場合510点

【網膜光凝固術】2 その他特殊なもの（一連につき）15,960点

※「一連」とは，治療の対象となる疾患に対して所期の目的を達するまでに行う一連の治療過程をいう．たとえば，糖尿病網膜症に対する汎光凝固術の場合は，1週間程度の間隔で一連の治療過程にある数回の手術を行うときは，1回のみ所定点数を算定するものであり，その他数回の手術の費用は所定点数に含まれ，別に算定できない．

文献 1) Fong, D. S. et al.：*Am J Opthalmol*, **127**：137～141, 1999.
2) Ferris, F.：*Trans Am Ophthalmol Soc*, **94**：505～537, 1996.

（塩野　陽）

fluorescein angiography

蛍光眼底造影検査

➕ どんな検査か？

蛍光眼底造影検査に用いられる造影剤にはフルオレセインとインドシアニングリーンがあり，糖尿病網膜症の評価には主にフルオレセインが用いられる．検査は散瞳した状態で行い，フルオレセインを静脈に投与し，眼底カメラにて観察を行う．撮影は造影剤投与後から10分程度行う．

👁 どんなときに調べるか？

網膜症の病期判定の補助，および合併症の評価に行う．通常の眼底検査では観察不能で，蛍光眼底造影検査でしか描出できない所見に無血管野が挙げられるが，別項「糖尿病網膜症ステージ」（63頁参照）病期分類において無血管野が含まれるのは新福田分類のみである．よって病期分類に必須の検査というわけではない．しかしながら，新生血管や血管の異常所見の描出は通常の眼底観察と比べ明らかに優れるため，正確な病期診断のために可能であれば行うべきである．また，合併症である黄斑浮腫を併発している場合は，治療方針の決定のために必須の検査となる．

❤ 何がわかるか？

毛細血管瘤や静脈拡張など，血管の形態的変化を明瞭に観察できる．また，新生血管は血管からの漏出が強いため，通常の眼底観察では見逃される可能性のある新生血管も，蛍光眼底造影検査を行えば強く光るため，見逃すことはない．また，黄斑浮腫を合併している場合は，浮腫の原因となっている血管瘤が描出されることもあり，治療方針の決定に役立つ．

🔴 どう読むか？

- 症例を提示する．図1aに示した症例は，線維血管増殖膜も認めず，あまり重症ではないような印象を受けるが，図1bで示すように下方に無血管野，新生血管を認めることから，増殖網膜症であり，汎網膜光凝固の適応である．また図2aに示した症例は新生血管を認めず，汎網膜光凝固の適応はない．しかしながら図2bで示した光干渉断層計から黄斑浮腫を併発していることがわかる．図2aで描出される黄斑の毛細血管瘤からの漏出が黄斑浮腫の原因であり，この場合は毛細血管瘤に対する光凝固の適応となる．このように，蛍光眼底造影検査および光干渉断層計による観察は，病期の正確な判定と，黄斑浮腫の治療方針決定

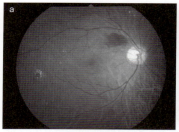
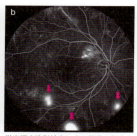

通常の眼底写真．重症でない印象を与える

蛍光眼底造影検査による写真．新生血管からの強い蛍光漏出を認める（矢印）

図1　症例提示（その1）

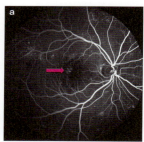
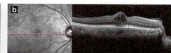

光干渉断層計による所見

蛍光眼底造影検査による写真．黄斑の毛細血管瘤からの蛍光漏出を認める（矢印）

図2　症例提示（その2）

に役立つ．

何に注意すればよいか？

- 重篤な合併症としてアナフィラキシーに注意する必要がある．よってアレルギーの有無や，アレルギー疾患（ぜんそくなど）の問診が必須である．フルオレセインはほぼ腎・肝から排出されるが，腎臓での薬理活性はないため，腎機能は悪化しない[1]．その一方で，肝炎などによって肝機能低下がある場合は控えたほうがよい．

保険 【眼底カメラ撮影】2 蛍光眼底法の場合400点
文献 1) Kameda, Y. et al. : *Diabetes Care*, **32** : e31, 2009.

（塩野　陽）

stages of diabetic kidney disease

腎症ステージ

🏥 どんな検査か？

腎症の病期分類：腎症は糸球体濾過量と尿中アルブミンの排泄量もしくは尿蛋白量によって病期を判定する．糸球体濾過量はイヌリンクリアランスで測定することが最も正確であるが，臨床的な利便性を重視して，現在推算による糸球体濾過量（eGFR）を代用している．

1．推算糸球体濾過量（eGFR）の求めかた

$$\text{eGFR （ml/分/1.73m}^2\text{）} = 194 \times \text{Cr}^{-1.094} \times \text{年齢}^{-0.287}$$
（女性はこの値×0.739）

日本糖尿病学会編・著：糖尿病治療ガイド2014-2015．文光堂，2014，p.76より改変

2．尿中アルブミン排泄量（UAE：urinary albumin excretion）の測定

随時尿を用いる（食後2時間以上を経て，激しい運動をしていないときのもの）のが一般的で，尿中のアルブミン（mg）を尿中のクレアチニン（g）で補正したアルブミン・クレアチニン指数が用いられる．

　　　　正常尿　　　　　：＜30 mg/g クレアチニン
　　　　微量アルブミン尿：30～299 mg/g クレアチニン
　　　　顕性アルブミン尿：≧300 mg/g クレアチニン

👁 どんなときに調べるか？

糖尿病患者をまず初診で診察した際には，必ず合併症の進展度合の評価が必要であり，尿検査を実施し，判定する．また，糖尿病患者の経過観察中適当な時期を見計らって再検査を行い，判定，評価する．

❤ 何がわかるか？

患者の腎症の程度を判定することにより，介入の必要性を判断する．

表1　糖尿病腎症の病期分類

病　期	尿アルブミン値（mg/gCr）あるいは尿蛋白値（g/gCr）	GFR（eGFR）（ml/分/1.73m²）
第1期（腎症前期）	正常アルブミン尿（30未満）	30以上[注1]
第2期（早期腎症期）	微量アルブミン尿（30～299）[注2]	30以上
第3期（顕性腎症期）	顕性アルブミン尿（300以上）あるいは持続性蛋白尿（0.5以上）	30以上
第4期（腎不全期）	問わない[注3]	30未満
第5期（透析療法期）	透析療法中	

[注1]：GFR 60 ml/分/1.73 m²未満はCKDに該当する．糖尿病腎症以外の原疾患が存在する可能性がある．ほかの腎臓病との鑑別を要する
[注2]：微量アルブミン尿の存在を認めた場合，糖尿病腎症早期診断基準にしたがって鑑別を行い，早期腎症と診断する
[注3]：GFR 30 ml/分/1.73 m²未満は尿アルブミン値または尿蛋白の値にかかわらず腎不全期に分類する．しかし，正常アルブミン尿，微量アルブミン尿の場合はほかの腎疾患との鑑別を要する

糖尿病性腎症合同委員会：糖尿病性腎症病期分類2014の策定（糖尿病性腎症病期分類改訂）について．
糖尿病，57（7）：531，2014．より転載

表2 糖尿病腎症早期診断基準

1. 測定対象：尿蛋白陰性か軽度陽性（＋1程度）の糖尿病患者
2. 必須項目 　　　尿中アルブミン値：30〜299 mg/gCr　3回測定中2回以上
3. 参考値 　　　尿中アルブミン排泄量：30〜299 mg/24時間または，20〜199 μg/分 　　　尿中IV型コラーゲン値：7〜8 μg/gCr以上 　　　腎サイズ：腎肥大
検尿条件 　午前中の随時尿を用いる．通院条件によっては容易に上記の基準を上回る場合もあるため，来院後一定の時間をおいて採尿する．早朝尿を用いて判定するなど工夫も必要である．
測定方法 　アルブミン値は免疫測定法で，また同時に尿中クレアチニン値も測定する．
注意事項 1）高血圧（良性腎硬化症），高度肥満，メタボリックシンドローム，尿路系異常，尿路感染症，うっ血性心不全などでも微量アルブミン尿を認めることがある． 2）高度の希釈尿，妊娠中，月経時の女性，過度な運動後，過労，感冒などの状況では，検査を控える． 3）定性法で微量アルブミン尿を判定するのはスクリーニングの場合にかぎり，後日改めて必ず上記定量法で再検・確認する． 4）血糖や血圧コントロールが不良の場合は微量アルブミン尿の判定をさける．

糖尿病性腎症合同委員会：糖尿病性腎症の新しい早期診断基準．糖尿病，48（10）：757〜759，2005．より転載

表3 糖尿病腎症病期分類と慢性腎臓病（CKD）重症度分類との関係

CKDは尿異常，画像診断，血液異常，病理所見などで腎障害の存在が明らかであること，糸球体濾過量（GFR）が60 ml/分/1.73 m² 未満であること，のいずれかまたは両者が3カ月以上持続するものである．eGFRとUAEの2つの基軸から重症度分類がなされており，糖尿病腎症との関係を以下に示す．

アルブミン尿区分		A1	A2	A3
尿アルブミン定量		正常アルブミン尿	微量アルブミン尿	顕性アルブミン尿
尿アルブミン/Cr比 （mg/gCr）		30未満	30〜299	300以上
（尿蛋白/Cr比）(g/gCr)				(0.50以上)
GFR区分 (ml/分 /1.73 m²)	G1　≧90	第1期 （腎症前期）	第2期 （早期腎症期）	第3期 （顕性腎症期）
	G2　60〜89			
	G3a　45〜59			
	G3b　30〜44			
	G4　15〜29	第4期 （腎不全期）		
	G5　<15			
	（透析療法中）	第5期 （透析療法期）		

糖尿病性腎症合同委員会：糖尿病性腎症病期分類2014の策定（糖尿病性腎症病期分類改訂）について．糖尿病，57（7）：531，2014．より転載

病初期からeGFR 60 ml/分/1.73 m² 未満を示す症例はCKDに該当し，腎硬化症などの糖尿病腎症以外の鑑別疾患も考慮して，網膜症の有無などを確認する．
※別項「クレアチニンクリアランス（eGFRを含む）」73頁参照

どう読むか？

腎症の進展予防には，肥満の是正，禁煙とともに厳格な血糖，血圧，脂質の管理が最も重要である．第2期からの介入もチーム医療として保険適応されており，早期の介入によって寛解も期待できる．第3期からはたんぱく質の実質的な制限（0.8～1.0 g/kg体重/日）と食塩の制限（6.0 g/日未満）を指導し，腎機能の低下とともに低蛋白食（0.6～0.8 g/kg体重/日）を考慮する．

表4 糖尿病腎症生活指導基準

病期	生活上の注意	食事			
		総エネルギー kcal/kg体重/日	たんぱく質 g/kg体重/日	食塩相当量 g/日	カリウム g/日
第1期（腎症前期）	普通生活	25～30	1.0～1.2	高血圧があれば6 g未満	制限なし
第2期（早期腎症期）	普通生活	25～30	1.0～1.2	高血圧があれば6 g未満	制限なし
第3期（顕性腎症期）	普通生活	25～30	0.8～1.0	6 g未満	制限なし（高K血症があれば<2.0）
第4期（腎不全期）	軽度制限 運動制限，軽勤務	25～35	0.6～0.8	6 g未満	<1.5
第5期（透析療法期）	軽度制限 疲労の残らない範囲の生活	血液透析（HD）：30～35	0.9～1.2	6 g未満	<2.0
		腹膜透析（PD）：30～35	0.9～1.2	PD除水量（l）×7.5＋尿量（l）×5（g）	原則制限なし

日本糖尿病学会
糖尿病性腎症合同委員会：糖尿病性腎症病期分類2014の策定（糖尿病性腎症病期分類改訂）について．糖尿病，57（7）：529～534，2014．に基づいて作成
日本糖尿病学会編・著：糖尿病治療ガイド2014-2015．文光堂，2014，p.80～81より改変

保険 【アルブミン定量（尿）】検査料108点／尿・糞便等検査判断料34点（特定機能病院以外）

トランスフェリン（尿），アルブミン定量（尿）およびⅣ型コラーゲン（尿）は，糖尿病または糖尿病性早期腎症患者であって微量アルブミン尿を疑うもの（糖尿病性腎症第1期または第2期のものに限る）に対して行った場合に，3カ月に1回にかぎり算定できる．なお，これらを同時に行った場合は，主たるもののみ算定する．

【糖尿病透析予防指導管理料】350点
※糖尿病患者に対し，外来において，HbA1c＞6.5％かつ経口薬またはインスリン治療中で腎症2期以上の患者に管理栄養士を含む透析予防診療チームで行う透析予防に資する指導の評価．

文献
1) 日本糖尿病学会編・著：糖尿病治療ガイド2014-2015. 文光堂, 2014.
2) 糖尿病性腎症合同委員会：糖尿病性腎症病期分類2014の策定（糖尿病性腎症病期分類改訂）について. 糖尿病, **57**（7）：529～534, 2014.
3) 糖尿病性腎症合同委員会：糖尿病性腎症の新しい早期診断基準. 糖尿病, **48**（10）：757～759, 2005.

（黒瀬　健）

creatinine clearance（CCr） 検 血清，蓄尿

クレアチニンクリアランス（eGFRを含む）

基準値　eGFR ≧ 60 ml/分/1.73 m^2
参考：CCr（蓄尿，Cockcroft & Gault［CG］式）≧ 70 ml/分

どんな検査か？

クレアチニンは筋肉より一定量産生される物質であり，腎臓から排泄される．そのクリアランスは糸球体濾過量（GFR）を反映すると考えられる．ただし，正確な蓄尿（通常24時間蓄尿）を行わないと，正しい値を得ることは困難である．

estimated GFR（eGFR）は血清Crと年齢・性別からGFRを推算した式であり，簡便なためわが国では最も広く使われている．CCr（CG式）は血清Crと年齢・性別・体重からGFRを推算する式であるが，CKDの重症度分類でeGFRが用いられるようになってから，使用されることは少なくなっている．

日本人 eGFR（ml/分/1.73 m^2）
　男性　eGFR＝194 ×（年齢）$^{-0.287}$ ×（SCr）$^{-1.094}$
　女性　eGFR＝194 ×（年齢）$^{-0.287}$ ×（SCr）$^{-1.094}$ × 0.739

CCr（ml/分）（CG式）
　男性　CCr＝((140 － 年齢) × 体重) ÷ (72 × SCr)
　女性　CCr＝((140 － 年齢) × 体重) ÷ (72 × SCr) × 0.85

24時間蓄尿 CCr（ml/分）
　CCr＝UCr × V ÷ Scr
　SCr：血清Cr（mg/dl），UCr：尿Cr（mg/dl），V：尿量（ml）

どんなときに調べるか？

腎機能を評価する目的で測定する．
筋肉量の多い人ややせた人では，24時間蓄尿CCrは腎機能（GFR）を比較的正確に反映する．

何がわかるか？

腎機能（糸球体濾過量）が推定できる．

どう読むか？

- CKDの重症度分類では，尿蛋白とeGFRで末期腎不全や心血管イベントのリスクが評価できる（表）．糖尿病腎症の病期分類においても，尿アルブミン値あるいは尿蛋白値とGFRにて進行の程度を判断する（別項「腎症ステージ」69頁参照）．

何に注意すればよいか？

- eGFRや推算CCr（CG式）など，血清Cr値から得られる腎

表 CKDの重症度分類（文献1より）

原疾患	蛋白尿区分		A1	A2	A3
糖尿病	尿アルブミン定量 (mg/日) 尿アルブミン/Cr比 (mg/gCr)		正常	微量アルブミン尿	顕性アルブミン尿
			30未満	30〜299	300以上
高血圧 腎炎 多発性囊胞腎 移植腎 不明，その他	尿蛋白定量 (g/日) 尿蛋白/Cr比 (g/gCr)		正常	軽度蛋白尿	高度蛋白尿
			0.15未満	0.15〜0.49	0.50以上
GFR区分 (ml/分/ 1.73 m^2)	G1	正常または高値	≧90		
	G2	正常または軽度低下	60〜89		
	G3a	軽度〜中等度低下	45〜59		
	G3b	中等度〜高度低下	30〜44		
	G4	高度低下	15〜29		
	G5	末期腎不全（ESRD）	<15		

重症度は原疾患・GFR区分・蛋白尿区分をあわせたステージにより評価する．CKDの重症度は死亡，末期腎不全，心血管死亡発症のリスクを ▓ のステージを基準に，▓，▓，▓ の順にステージが上昇するほどリスクは上昇する．

（KDIGO CKD guideline 2012を日本人用に改変）

機能の推算式は，個々の体格が考慮されていないため，筋肉量の違いにより実際の GFR との解離は大きくなる．
- 筋肉量などの影響を受けないシスタチン C による eGFR 換算式もある（別項「シスタチン C」76 頁参照）．
  eGFR cys（ml/分/1.73 m^2）
    男性　eGFR cys＝$(104 \times Cys\text{-}C^{-1.019} \times 0.996^{年齢}) - 8$
    女性　eGFR cys＝$(104 \times Cys\text{-}C^{-1.019} \times 0.996^{年齢} \times 0.929) - 8$
- クレアチニンは尿細管で少量分泌されるため，実測 CCr や推算 CCr（CG 式）は，実際の GFR より高値になる．
- eGFR は体表面積補正が入っている値となっており，薬剤投与設計などのときには体表面積補正を外す必要がある．
  eGFR（ml/分）＝eGFR（ml/分/1.73 m^2）× BSA/1.73
  BSA：Body Surface Area
- CCr と eGFR の評価においては，体表面積補正の有無が異なっていることについて注意が必要である．
- 蓄尿 CCr は，蓄尿が正確でないと誤差が大きくなる．蓄尿をす

る際は，蓄尿 Cr 排泄量から蓄尿の正確性も評価することが重要である．
- 正確な GFR を求めるためには，イヌリンクリアランスが必要である．日本人の eGFR 推算式は，多数の日本人のイヌリンクリアランスと同時に測定した血清 Cr の結果から求められた推算式である．
- Cr の測定法には酵素法とヤッフェ法があり，ヤッフェ法は酵素法に比較しやや高値となることが知られている（約 0.2 mg/dl）．現在わが国では酵素法が主に用いられている．日本人の推算GFR 換算式も，酵素法による Cr で算出するものである．

保険 蓄尿のクレアチニンクリアランスは，血清Cr・尿Crのみを算定する．
→【クレアチニン】検査料11点／生化学的検査（Ⅰ）判断料144点
イヌリンクリアランスに関しては，現在保険収載されている．
→【イヌリン】検査料120点／生化学的検査（Ⅰ）判断料144点

文献 1）日本腎臓学会編：CKD診療ガイド2012．東京医学社，2012．

（古宮俊幸）

cystatin C　　　　　　　　　　　　　　　　　　　　　　　　　　検 血清

シスタチンC

基準値　0.9 mg/l 以上

各キットにより基準値は少し異なるが，現在シスタチンC測定は，認証標準物質（ERM-DA471）を用い標準化されている．
参考：金コロイド凝集法　男性 0.63〜0.95　女性 0.56〜0.87（mg/l）
ラテックス凝集比濁法　男性 0.58〜0.87　女性 0.47〜0.82（mg/l）

どんな検査か？

シスタチンCはアミノ酸122残基の13KDaの蛋白質で，システインプロテアーゼインヒビターファミリーに属している．すべての有核細胞でハウスキーピング遺伝子として発現しており，その産生量は一定である．

分子サイズは小さく，陽性荷電のため糸球体を自由に通過し，尿細管で分泌されず，再吸収されるが尿細管にて代謝され血液中には戻らないと考えられている．その産生は，年齢，性別，炎症の有無，体格の変化，栄養状態などに影響を受けないことが知られている．そのため，筋肉量や尿細管での分泌などの影響を受けるクレアチニン（Cr）に比較して，腎機能を示すより優れた指標になりうる．

測定方法：ＥＩＡ法，ラテックス凝集比濁法，金コロイド凝集法またはネフェロメトリー法．

どんなときに調べるか？

腎機能低下の有無を評価する場合に行う．特に筋肉量の多い人やせた人，軽度の腎機能低下をきたす患者に対して有用である．

何がわかるか？

腎機能低下の有無・程度がわかる．また，eGFRを計算できる．

どう読むか？

- 血中尿素窒素（BUN）やCrに比較し，食事や筋肉量の影響を受けない．
- 軽度の腎機能低下でも上昇するため，早期の腎障害の有無をみるのにも有用な検査である．
- シスタチンCからeGFR（ml/分/1.73 m^2）を計算できる．
  男性　eGFR cys＝（104×Cys-C$^{-1.019}$×0.996^{年齢}）−8
  女性　eGFR cys＝（104×Cys-C$^{-1.019}$×0.996^{年齢}×0.929）−8

何に注意すればよいか？

- シスタチンCの血中濃度は腎機能低下が進行すると頭打ちにな

ることが知られており，高度腎障害患者ではeGFR cysは正確でない可能性がある．
- 甲状腺機能の変動で血清シスタチンC濃度も変化することが報告されている．転移性のメラノーマや直腸がんで血清シスタチンCが高値になり，HIV感染により低値になることが報告されている．
- 薬物による影響としては，副腎皮質ステロイドホルモンにより血清シスタチンC濃度は上昇するが，シクロスポリンで低下するとの報告もある．

保険 【シスタチンC】検査料124点／生化学的検査（Ⅰ）判断料144点．腎機能低下の疑われる場合に，3カ月に1回のみ算定できる．

文献 1）日本腎臓学会編：CKD診療ガイド2012．東京医学社，2012．

（古宮俊幸）

urinary albumin 検 随時尿，蓄尿

尿中アルブミン

基準値　随時尿（クレアチニン補正値）30 mg/gCr 未満
蓄尿 30 mg/日未満

どんな検査か？
尿中アルブミンを免疫比濁法（TIA）で測定する．

どんなときに調べるか？
糖尿病腎症第1期もしくは第2期の患者で，微量アルブミン尿を疑う場合に行う．3カ月に1回まで測定できる．

何がわかるか？
高値　糖尿病腎症第2期以降，腎硬化症，慢性糸球体腎炎，ネフローゼ症候群

どう読むか？
- 微量アルブミン尿は随時尿では尿クレアチニン換算（クレアチニン1g当たりに換算した値）を行い30〜299 mg/gCr，蓄尿で30〜299 mg/日の状態であり，糖尿病腎症第2期に当たる．随時尿で300 mg/gCrもしくは蓄尿で300 mg/日を超えるアルブミン尿は顕性蛋白尿として扱われる．顕性蛋白尿期以降においては，通常の尿蛋白定量検査を行う．
- アルブミン尿は糖尿病腎症に限定されず，ほかの疾患たとえば腎硬化症や糸球体腎炎でも認められるが，保険適応はない．
- 尿蛋白の約25〜70％がアルブミンである．
- 糖尿病腎症第2期は治療介入の効果が期待できるため，早期に診断することが重要である．
- 「エビデンスに基づくCKD診療ガイドライン2013」において糖尿病腎症の場合，尿中アルブミン定量（mg/日もしくはmg/gCr）で30 mg未満をA1，30〜299 mgをA2，300 mg以上をA3とする分類が明示されている．
- アルブミン尿の原因として，糸球体高血圧，内皮細胞障害，ポドサイト障害，尿細管のアルブミン再吸収障害などが提唱されている．

何に注意すればよいか？
- 糖尿病腎症第3期以降は随時尿では尿蛋白/尿クレアチニン比，蓄尿では1日尿蛋白を測定する．
- アルブミン尿は心血管イベント並びに末期腎不全のリスク因子であることが報告されている．

保険 【アルブミン定量（尿）】検査料108点
／尿・糞便等検査判断料34点（糖尿病または糖尿病性早期腎症患者）

文献
1) 日本腎臓学会編：エビデンスに基づくCKD診療ガイドライン2013．東京医学社，2013．
2) 「腎と透析」編集委員会：糖尿病と腎疾患2015（腎と透析2015年78巻増刊号），2015．

（横井秀基・柳田素子）

urinary L type fatty acid binding protein　検 尿

尿中L型脂肪酸結合蛋白（尿中L-FABP）

基準値　8.4 μg/gCr 以下（参考値[1]）

どんな検査か？

尿中 L-FABP は，肝臓と腎臓の近位尿細管細胞に特異的に発現する分子量 14 kDa の脂肪酸結合蛋白で，エネルギー代謝や脂質代謝に関与していると考えられている．この尿中 L-FABP の尿中排泄量を，ELISA 法あるいはラテックス凝集比濁法にて測定する．尿濃度による誤差を防ぐため，尿中クレアチニン値を同時に測定し，尿中クレアチニンで補正した値（μg/gCr）を排泄量として算出する．

どんなときに調べるか？

腎機能が正常である，正常あるいは微量アルブミン尿期の糖尿病患者や糸球体腎炎など慢性腎臓病の疑いがある患者を対象に，腎症病期の進行・腎機能低下・心血管疾患の発症リスクを評価するための補助的診断として用いる．

急性腎障害（AKI）を惹起する可能性が高い造影剤・薬剤投与後，敗血症または多臓器不全などの症例を対象に，重症化リスク評価のための補助的診断として用いる．

何がわかるか？

尿中への L-FABP 排泄量は，尿細管細胞の虚血や酸化ストレスなどに応答して増加するため，腎障害が進行する前の早期尿細管機能障害を反映すると考えられる．

どう読むか？

- 腎機能正常の糖尿病患者や糸球体腎炎患者で尿中 L-FABP 排泄量が高値の症例では，腎症病期の進行リスク[1]や腎機能低下・心血管疾患の発症リスク[2]が高い可能性がある．
- AKI が疑われる症例で高値の場合，血清クレアチニン値が上昇する前の早期尿細管機能障害を反映していると考えられ，AKI・急性腎不全に進行する可能性が高いと予測される．

何に注意すればよいか？

- 保険診療では，原則として 3 カ月に 1 回にかぎり算定可能．
- 保存剤として塩酸を添加した尿検体を用いた場合，測定値に影響を及ぼす場合がある（低い値になる傾向）．
- 治療介入などによる尿中 L-FABP 値の変動と腎予後との関連などに関するエビデンスは十分ではなく，現時点では，あくまでも

Naとなりうる.高血糖の管理が重要である(血清浸透圧と細胞内浸透圧は同じになる).
- 高蛋白質血症,高脂血症では,Naの測定系に異常が生じ,偽性低Na血症を呈することがある.
- 高Na血症同様,体液量の評価を行い,治療方針を決定する.
- 脱水を伴う低Na血症では生理食塩水を投与する(1 l ごとに1 mEq/l のNa補正).
- 体液量正常の低Na血症の場合,中枢神経症状なしか軽微な場合,血清Na 120 mEq/l 以上の場合については,水分制限800 ml/日以内を行う.
- 体液量正常であるが,急性低Na血症,血清Na 120 mEq/l 未満,重篤な中枢神経症状がある場合,3%の高張食塩水を投与する.

$$\text{輸液1}l\text{投与時のNa濃度の予測変化量} = \frac{(\text{輸液中}([\text{Na}^+] + [\text{K}^+]) - \text{血清}[\text{Na}^+])}{(\text{体重} \times 0.6 + 1)}$$

高カリウム(K)血症:体内の総K貯蔵量過剰,あるいはKの細胞外への移動によって血清K濃度が5.5 mEq/l を上回る場合.
- 神経筋症状(脱力)が一般的であるが,重度の高K血症では心室細動,心停止をもたらしうる.通常心毒性が生じるまで無症状である.
- 持続的高K血症は通常腎臓における排泄低下を示す.
- 細胞内から細胞外にKが移動することにより引きおこされる高K血症には,インスリン欠乏下での高血糖,代謝性アシドーシス,溶血などがある.
- 腎機能が低下してくると,低レニン性低アルドステロン血症〈IV型尿細管アシドーシス〉や,多くの糖尿病症例で処方されているACE阻害薬やアンギオテンシン受容体拮抗薬投与,アルドステロン拮抗薬の処方により高K血症が生じやすい.
- 血清K値が6 mEq/l 未満で心電図変化がなければ,投薬の見直しとK摂取制限,K吸着剤の投与を行う.
- 血清K値が6 mEq/l 以上,特に心電図変化を伴う場合には,Kを積極的に細胞内に移動させる治療を行う.グルコン酸カルシウムの投与,インスリン・ブドウ糖投与,重炭酸塩の投与など(成書参照).

低カリウム(K)血症:体内の総K貯蔵量不足,あるいはKの

細胞内への異常な移動によって血清K濃度が3.5 mEq/lを下回る場合.

- 軽度低K血症（血漿K 3〜3.5 mEq/l）では無症状の場合が多い. 血清K濃度が3 mEq/l未満では筋力低下が認められることが多く, 四肢麻痺や呼吸不全に至ることもある. 消化管症状が生じることもある.
- 血清Kが3 mEq/lを下回ると, 心電図上T波平低下, U波の増高をもたらす. 頻拍性の不整脈, 特にジギタリスを服用している症例においては注意が必要である.
- 通常低K血症では, 尿中K排泄は, 15 mEq/l未満である.
- 多くの場合, 腎臓, 消化管からの過剰消失である. 下剤や利尿薬の投与などが影響している場合もある.
- インスリンが作用して糖を取り込む際には, Kが同時に取り込まれる. インスリン過剰投与, 経腸栄養, 中心静脈栄養時などにも生じることがある.
- 交感神経β刺激過剰状態（甲状腺中毒症状を含む）においても細胞内へのK移動が生じる.
- 細胞内に移動した結果なのか, 摂取不足, 排泄増加であるのかを病歴を含めて詳細に検討し, 治療を行う.

❗ 何に注意すればよいか？

- 電解質異常は常に体液量や血液ガス所見（静脈でも有用）を鑑みて総合的に評価する.
- 尿中浸透圧, 電解質を測定し, 総合的に評価する.
- 高K血症は特に急速な補正が必要な場合が多いが, それ以外の場合, 急速な補正により合併症（例：低Na血症の急速補正における橋中心髄鞘崩壊症）などを生じることもあり, 慎重にマニュアルにそって行う.

> 保険　【ナトリウム及びクロール】検査料11点,【カリウム】検査料11点／生化学的検査（Ⅰ）判断料144点

（金﨑啓造・古家大祐）

acid-base balance　　　　　　　　　　　　　　　　　　　　　　　🔍 血液

酸塩基平衡

📊 基準値
動脈血液ガス分析　ph 7.35～7.45, PaO₂ 85～105 mmHg, PaCO₂ 22～26 mmHg, HCO₃⁻ 22～26 mEq/l, BE 0 mEq/l
参考：静脈血液ガス分析　ph 7.37, PaO₂ 40 mmHg, PaCO₂ 48 mmHg, HCO₃⁻ 26 mEq/l, BE 2.0 mEq/l

➕ どんな検査か？
細胞で産生される代謝産物の多くは酸性である．その酸を排泄し体内の酸塩基バランスを保つために，肺が CO_2 を排泄し，腎臓が尿細管で HCO_3^- の再吸収と酸の排泄を行っている．呼吸機能や腎機能の変化，体内での異常なイオンの増加（乳酸・ケトン体など），ホルモン異常などにより，体内の pH, CO_2, HCO_3^- などに変化をきたす．体内の酸塩基平衡の異常は生命の維持に重要な問題であり，その評価に血液ガス分析を用いる．

👁 どんなときに調べるか？
呼吸器疾患，腎疾患，電解質異常（高カリウム血症・低カリウム血症など）をきたしている場合に測定する．

💭 どう読むか？
- 動脈血 ph からアシデミアかアルカレミアかを判断する．
  アシデミア　ph<7.35, アルカレミア　ph>7.45
- $PaCO_2$, HCO_3^- からアシドーシスかアルカローシスかを判断する．
  呼吸性アシドーシス　$PaCO_2$ ↑
  代謝性アシドーシス　HCO_3^- ↓
  呼吸性アルカローシス　$PaCO_2$ ↓
  代謝性アルカローシス　HCO_3^- ↑
- アニオンギャップ（AG）を計算する．
  AG は有機酸が産生されているかの指標であり，代謝性アシドーシスの鑑別に重要である．
  $AG = Na - Cl - HCO_3^-$
  AG の正常値は 12 mEq/l だが，低アルブミン血症と高ガンマグロブリン血症にて低下することに注意する．
- AG が上昇しているときは，補正 HCO_3^- 濃度を計算し，高 AG 性アシドーシスに正常 AG 性のアシドーシスが合併しているか判断する．
  補正 HCO_3^- 濃度 $= HCO_3 + \Delta AG$ （$\Delta AG = AG - 12$）
  $= Na - Cl - 12$

この値は有機酸の影響を除いた酸塩基平衡異常の指標になり,病態の把握や炭酸水素ナトリウム投与可否の参考になる.
- 代償性変化が予想された範囲内にあるかどうか判断する(表).もしそれを外れている場合は,ほかの酸塩基平衡異常の合併が示唆される.

表 酸塩基平衡異常における代償性変化の予想範囲(文献1より)

		代償性変化の予測範囲	代償性変化の限界
代謝性	アシドーシス	$\Delta PaCO_2 = (1.0 \sim 1.3) \times \Delta HCO_3^-$	$PaCO_2 = 15$
	アルカローシス	$\Delta PaCO_2 = (0.5 \sim 1.0) \times \Delta HCO_3^-$	$PaCO_2 = 60$
呼吸性	アシドーシス	(急性) $\Delta HCO_3^- = 0.1 \times \Delta PaCO_2$	$HCO_3^- = 30$
		(慢性) $\Delta HCO_3^- = 0.35 \times \Delta PaCO_2$	$HCO_3^- = 42$
	アルカローシス	(急性) $\Delta HCO_3^- = 0.2 \times \Delta PaCO_2$	$HCO_3^- = 18$
		(慢性) $\Delta HCO_3^- = 0.5 \times \Delta PaCO_2$	$HCO_3^- = 12$

呼吸性アシドーシス:急性呼吸不全,慢性閉塞性肺疾患,気管支喘息(重症)

呼吸性アルカローシス:過換気,気管支喘息(軽症),間質性肺炎

代謝性アルカローシス:脱水,利尿薬,高カルシウム血症,原発性アルドステロン症など

正常 AG 性代謝性アシドーシス:下痢,慢性腎不全,尿細管性アシドーシス

高 AG 性代謝性アシドーシス:糖尿病ケトアシドーシス[*],乳酸アシドーシス中毒(エタノール,メタノール,イソプロパノール,エチレングリコール,プロピレングリコール,アセトンなど),慢性腎不全(尿毒症),ショック

高 AG 性代謝性アシドーシス+呼吸性アルカローシス:アスピリン(サリチル酸)中毒

[*]糖尿病ケトアシドーシスではインスリン欠乏によりグルコースが利用できず,脂肪酸代謝が亢進してケトン体が産生される.ケトン体としてアセトンやケト酸が産生されるが,そのケト酸(アセト酢酸・β-ヒドロキシ酪酸)が高 AG 性アシドーシスの原因である.

❗ 何に注意すればよいか?

- 静脈血でも,HCO_3^- 濃度はやや高値ではあるが(約 2 mEq/l 高い),代謝性の評価には十分代用可能である.

- 血液ガス分析は検体採取後10分以内に測定することが好ましいとされている．測定に時間がかかる場合は，代謝を抑えるために氷冷することがあるが，測定値に影響する可能性もあり，なるべく迅速な測定が好ましい．

保険 【血液ガス分析】検査料144点／生化学的検査（Ⅰ）判断料144点
文献 1) 黒川　清：水・電解質と酸塩基平衡—Step by stepで考える．南江堂，2004．

（古宮俊幸）

erythropoietin 検 血清, 血漿

エリスロポエチン（EPO）

基準値　9.1〜32.8 mIU/ml

どんな検査か？
エリスロポエチンを RIA 法で測定する．

どんなときに調べるか？
腎性貧血が疑われる場合に測定する．

何がわかるか？
高値　再生不良性貧血，赤芽球癆，貧血，エリスロポエチン産生腫瘍
低値　腎性貧血，真性赤血球増加症

どう読むか？
- 主に腎臓で産生される，赤血球の産生を促進する糖蛋白ホルモンで，腎臓での血液酸素飽和度と貧血に応答して分泌される．
- 腎機能が正常であれば，貧血に反応して EPO 濃度が上昇する．EPO 産生細胞は，腎間質に位置する線維芽細胞の一部である．慢性腎臓病（CKD）のない患者では EPO 濃度について，次の予測式が報告されている．
Log_{10} EPO (mIU/ml) = $-0.135 \times$ Hb (g/dl) $+ 2.821$
- 腎性貧血では貧血の程度に比して EPO の濃度が低い．CKD の重症度分類ステージ G4 と G5 では，貧血に対する内因性 EPO の反応性は大きく失われている．特に間質性腎炎では腎機能に比して EPO 濃度は低値である．
- 糖尿病腎症では糸球体腎炎に比して，腎症早期から EPO 濃度の低下が認められる．
- 赤血球増加症の鑑別にも用いられ，真性赤血球増加症では低値をとるが，2 次性赤血球増加症では正常か高くなることが多い．

何に注意すればよいか？
- 薬剤の EPO も測定系で検出されるため，EPO 投与中に測定する意義は乏しい．

保険　【エリスロポエチン】検査料209点／生化学的検査（Ⅱ）判断料144点
文献　1) Obara, N. et al.：*Blood*, **111**（10）：5223〜5232, 2008.
2) Asada, N. et al.：*J Clin Invest*, **121**（10）：3981〜3990, 2011.
3) Artunc, F. et al.：*Nephrol Dial Transplant*, **22**（10）：2900〜2908, 2007.

（横井秀基・柳田素子）

arginine vasopressin 　　　　　　　　　　　　　　　　　　　　　　　検 血漿

バソプレシン（AVP，抗利尿ホルモン〔ADH〕）

基準値
水制限上限 4.0 pg/ml 以下，自由飲水 2.8 pg/ml 以下（血漿 RIA 法），下限は病態による．

どんな検査か？
血中 AVP 濃度（pAVP）を測定する．

どんなときに調べるか？
脱水，多飲・多尿，または高ナトリウム（Na）血症，低 Na 血症を呈する病態の鑑別診断．

何がわかるか？
血漿浸透圧（pOsm）に対し相対的に低値：中枢性尿崩症（DI）
血漿浸透圧（pOsm）に対し相対的に高値：抗利尿ホルモン不適合分泌症候群（SIADH）

どう読むか？
- AVP はアミノ酸 9 個のペプチドホルモンで，pOsm 上昇に応答して下垂体後葉から分泌され，腎集合尿細管に作用して尿浸透圧と尿量を調節し，pOsm の恒常性を維持する．逆に pOsm が低下すると分泌は抑制される．
- 尿糖陰性で 3 l/日以上の多尿を呈する場合，DI と心因性多飲症の鑑別を行う．この際，pAVP は pOsm との関連で解釈するため，両者の同時測定が必要となる．
- DI の診断が基礎値のみで困難な場合は高張食塩水試験を施行し，pOsm 上昇に対する pAVP の反応をみる．上昇が不良の場合 DI が疑われる[1]．
- pOsm が低値（低 Na 血症）で pAVP が測定可能（測定感度はアッセイ法によって異なる）な場合は，SIADH の可能性を考慮して鑑別診断を行う[2]．

何に注意すればよいか？
- AVP はエチレンジアミン四酢酸（EDTA）入り採血管を使用し，血漿を凍結保存する．
- pOsm（または Na）とセットで測定する．Na の測定は血清を使用する．
- デスモプレシン（DDAVP）使用中ないし使用歴がある場合，アッセイ法によっては測定値が不正確になることがある[3]．

保険　【抗利尿ホルモン（ADH）】検査料235点／生化学的検査（Ⅱ）判断料144点

文献 1) バゾプレシン分泌低下症（中枢性尿崩症）の診断と治療の手引き（平成22年度改訂）．
　　　http://rhhd.info/pdf/001015.pdf
　　2) バゾプレシン分泌過剰症（SIADH）の診断と治療の手引き（平成22年度改訂）．
　　　http://rhhd.info/pdf/001008.pdf
　　3) AVP RIA ネオ「ミツビシ」検査結果の解釈について．
　　　http://www.srl.info/message/cs/2014/0227/images/adh.pdf

〈岩﨑泰正〉

brain natriuretic peptide, N-terminal pro brain natiuretic peptide　検 血漿

BNP, NT-proBNP

基準値
脳性ナトリウム利尿ペプチド（BNP）18.4 pg/m*l* 以下（血漿，CLEIA 法）

N 末端プロ脳性ナトリウム利尿ペプチド（NT-proBNP）125 pg/m*l* 以下（血清または血漿，ECLIA 法）

どんな検査か？
血中 BNP ないし前駆体 NT-proBNP 濃度を測定する．

どんなときに調べるか？
糖尿病患者で，心不全や心疾患の合併を疑う場合に行う．

何がわかるか？
高値 糖尿病に合併する慢性・急性心不全，狭心症，弁膜症，高血圧症など

どう読むか？
- BNP はアミノ酸 32 個のペプチドホルモンで，圧負荷に応答して心筋から分泌され，血管拡張や利尿作用を介して体液量や血圧を調節する．
- NT-proBNP は 108 個のアミノ酸からなる BNP 前駆体で，それ自体は活性がない．
- 両者とも，無症候性心不全の段階から重症度に応じて血中濃度が上昇するため，病態を早期に把握できる．また各種治療による心負荷軽減効果の確認にも有用である．血糖値の直接の影響は受けにくいとされている．

何に注意すればよいか？
- BNP はエチレンジアミン四酢酸（EDTA）入り採血管を使用し，血漿を凍結保存する．NT-proBNP は冷所保存した血清で測定可能である．
- BNP，NT-proBNP とも腎障害の影響を受け，特に NT-proBNP は腎不全患者で血中濃度が顕著に上昇する．加齢でも上昇する．
- 両ホルモンは重症度のバイオマーカーであって，疾患識別マーカーではない．

保険【脳性Na利尿ペプチド（BNP）】検査料140点，【脳性Na利尿ペプチド前駆体N端フラグメント（NT-proBNP）】検査料140点／生化学的検査（Ⅱ）判断料144点

文献 1) 慢性心不全治療ガイドライン（2010年改訂版）．
http://www.j-circ.or.jp/guideline/pdf/JCS2010_matsuzaki_h.pdf
2) 急性心不全治療ガイドライン（2011年改訂版）．
http://www.j-circ.or.jp/guideline/pdf/JCS2011_izumi_h.pdf
3) McMurray, J. J. et al.：*Eur Heart J*, 33：1787〜1847, 2012.

（岩﨑泰正）

アキレス腱反射（ATR）

achilles tendon reflex

📊 基準値　陽性

➕ どんな検査か？
アキレス腱を打腱器ですばやく叩打することにより，腓腹筋の収縮とともに足が足底方向に動く腱反射のひとつである．

👁 どんなときに調べるか？
糖尿病神経障害が疑われた場合に，スクリーニングとして検査を行う．

❤ 何がわかるか？
糖尿病神経障害に特異的な異常ではないが，糖尿病神経障害（多発神経障害）の場合には，アキレス腱反射の減弱または消失を認めることが多い．

💬 どう読むか？
- 背臥位で膝関節を屈曲させて股関節を外転・外旋位にして検査する場合が多いが，この肢位では正常者でもアキレス腱反射は誘発されない場合がある．アキレス腱反射の減弱あるいは消失を確認するための手技としては，腹臥位にして膝関節を直角に屈曲した肢位，あるいは台の上に膝を立ててひざまずいた姿勢で，かかとから先をベッドの端から浮かせた状態で検査するのがよい．緊張していると腱反射が出ないことがあるので，増強法として両手で強く拳を握らせる，あるいは検者の手を足底に当てて軽く押すなどの手技を併用するのもよい．このような肢位および増強法を行っても腱反射を誘発できない場合がアキレス腱反射の消失であり，前述の正しい肢位で叩打しても反射が出ないが，増強法によって誘発できる場合は減弱と記載する．

❗ 何に注意すればよいか？
- アキレス腱反射は多発神経障害のみではなく，第一仙髄レベルの脊髄・脊髄神経根病変，坐骨神経病変によっても消失する．したがって，アキレス腱反射の減弱・消失のみをもってただちに糖尿病多発神経障害と診断することはできず，前述病変およびその他の原因による多発神経障害の除外が必要である．また，高齢者では特に病的な意味がなくアキレス腱反射が消失していることもある．

> **保険**　単独ではレセプト名はない．ただし神経系疾患の診療担当医師の初診時には，【神経学的検査】の一部として施行されうる．その場合の報酬点数は450点である．

> **文献**　1) 岩田　誠：神経症候学を学ぶ人のために．医学書院，1999．
> 　　　　2) 日本糖尿病学会編：科学的根拠に基づく糖尿病診療ガイドライン2013．南江堂，2013．

（人見健文・髙橋良輔）

振動覚

vibration sensation

📊 **基準値** 大型音叉：30秒程度，小型音叉：15秒程度
（上記はあくまで参考値であり，絶対的な基準値ではない）

✚ どんな検査か？
音叉を強く叩き，大きく振動させ検査部位（内果など）に当てる．どのくらいの時間経過で振動を感じなくなるかを尋ねることにより，振動覚の閾値を推定する．

👁 どんなときに調べるか？
糖尿病神経障害が疑われた場合に，下肢の感覚低下のスクリーニングとして行う．

❤ 何がわかるか？
糖尿病神経障害に特異的な異常ではないが，糖尿病神経障害（多発神経障害）の場合には，下肢振動覚の閾値上昇すなわち振動覚低下を認めることが多い．

💻 どう読むか？
- 音叉を強く叩き大きく振動させ，下肢遠位部の皮膚直下に骨のある部位（内果や外果など）に当てる．次第に振動が減衰するあいだに，振動を感じなくなった時点を患者から知らせてもらう．そのときの振動の程度を知ることで，振動覚の閾値を推定する．日常診療では，閾値の推定方法として音叉を当ててから振動を感じなくなるまでの時間を秒数（「基準値」を参照）で示す．この場合，秒数が少ないほど振動覚は低下している．
- また，患者が振動を感じなくなった時点で，ただちに検者のあらかじめ決めておいた部位（例：左手示指中手骨骨頭）に音叉を当てて，自分が明らかに振動を感じるかを調べる，あるいは自分が振動を感じなくなるまでの秒数を計るなどの方法もある．

❗ 何に注意すればよいか？
- 感覚系の診察全般にいえるが，振動覚を他覚的に評価することは困難である．前述の秒数で閾値を表す方法でも，数字は使用する音叉の種類やそれを叩く力に依存するため，常に同一音叉を同程度の力で叩く必要がある．

保険 単独でのレセプト名はない．ただし神経系疾患の診療担当医師の初診時には，【神経学的検査】の一部として施行されうる．その場合の報酬点数は450点である．

文献
1) 岩田　誠：神経症候学を学ぶ人のために．医学書院，1999．
2) 日本糖尿病学会編：科学的根拠に基づく糖尿病診療ガイドライン2013．南江堂，2013．

（人見健文・高橋良輔）

semmes-Wenstein monofilament

モノフィラメント

📊 基準値　「どう読むか？」を参照

➕ どんな検査か？

ナイロン製の弾力ある針のようなモノフィラメントを足底部の皮膚表面に当てて十分な力を加えて感覚の有無を確認する．

👁 どんなときに調べるか？

糖尿病の知覚神経障害のスクリーニングとして行う．

❤ 何がわかるか？

糖尿病神経障害に特異的ではないが，5.07という太さのモノフィラメント（フィラメントが曲がるまで押さえると10gの力が加わる）で感じない場合は，足の知覚障害を有し，潰瘍など足病変のハイリスク群と考えられる．そのためフットケアなどの教育を行う必要がある．なおアキレス腱反射や振動覚検査は大径線維の障害評価に有用だが，モノフィラメントは圧痛覚など小径線維の障害評価に有用であり，早期検出により有用な可能性がある．

💬 どう読むか？

- モノフィラメントを，事前に患者の手や肘などに当て，どんな感じがするか知らせておく．次に患者に見えないように足底部の3カ所（第1趾裏・第1趾基部・第5趾基部）の皮膚表面にモノフィラメントを当て，それが直角に曲がるまで十分な力を2秒程度加える．そのうえで，患者に感覚の有無をまず確認し，わかればどこを触っているのか質問する．1カ所につき3回確認する．患者がわからなくても適当に答えることを除外するために，3回中1回は，モノフィラメントを当てずに質問する．3回中2回正答であれば正常と判断する．

⚠ 何に注意すればよいか？

- モノフィラメントは足底における感覚検査であり，糖尿病多発神経障害以外にも，脊髄・脊髄神経根病変，坐骨神経病変，糖尿病以外の多発神経障害などでも消失する．したがって，本検査の異常のみで糖尿病多発神経障害と診断できない．

保険　単独ではレセプト名はない．ただし神経系疾患の診療担当医師の初診時には，【神経学的検査】の一部として施行されうる．その場合の報酬点数は450点である．

文献　1) 洞庭賢一：日本臨床内科医会会誌，22：239，2007．
　　　2) 大江真琴・他：糖尿病ケア，11：231，2014．
　　　3) 日本糖尿病学会編：科学的根拠に基づく糖尿病診療ガイドライン2013．南江堂，2013．

（人見健文・高橋良輔）

神経伝導検査（NCS）

📊 基準値
各神経において基準値は異なり，種々の基準値が作成されているが，自施設で健常者記録から基準値を作成することが望ましい．あくまで大まかな目安だが，運動・感覚神経伝導速度は40〜45 m/秒以上，複合筋活動電位（compound muscle action potential：CMAP）の振幅は5 mV以上，感覚神経活動電位（sensory nerve action potential：SNAP）の振幅は10 μV以上である．なお，高齢者では伝導速度，振幅ともに低下する傾向がある．

➕ どんな検査か？
皮膚の上から末梢神経に電気刺激を加えて，それに対する運動神経・感覚神経の反応を記録電極から記録することで，運動神経・感覚神経の伝導を評価する検査である．

👁 どんなときに調べるか？
糖尿病神経障害が疑われた場合に行う．神経伝導検査は糖尿病神経障害の診断を確実にするため必須であり，無症候性の糖尿病神経障害の診断にも有用である．

❤ 何がわかるか？
神経伝導検査は検査名を「神経伝導速度」と誤用されるように，あたかも神経の伝導速度のみを評価する目的で用いられているとしばしば誤解されている．神経伝導検査は伝導速度だけではなく反応の大きさ，すなわちCMAPやSNAPの波形や振幅も重要な評価指標である．後述のとおり，これらのパラメータを組み合わせて，末梢神経障害の有無の鑑別や病態診断を行うことができる．

💬 どう読むか？
- 運動神経伝導検査は運動神経に電気刺激を加え，その神経の支配筋の筋腹と腱においた電極（例：尺骨神経と小指外転筋，正中神経と短母指外転筋）からCMAPを記録する（図A，B）．感覚神経伝導検査では感覚神経に電気刺激を加え，その神経の支配領域においた電極（例：尺骨神経では小指の近位指節間関節と遠位指節間関節，正中神経では示指もしくは中指の近位指節間関節と遠位指節間関節）からSNAPを記録する．
- 脱髄では，軸索は保たれているがまわりを囲んでいる髄鞘の障害により，跳躍伝導が円滑に行われなくなる．そのため伝導遅延が

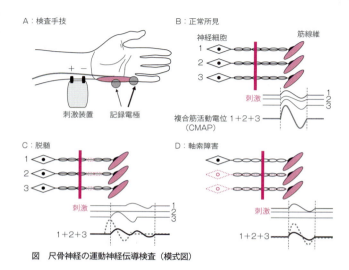

図　尺骨神経の運動神経伝導検査（模式図）

生じ，伝導速度の低下やCMAP波形の持続時間延長，振幅低下，多相性が生じる（図C）．
- 軸索障害は軸索もしくは神経細胞自体の障害により，神経線維自体の興奮性が失われる．そのため振幅低下あるいは消失を認める（図D）．一方で伝導速度の低下は比較的軽度である．
- これらの情報を総合的に判定して，末梢神経障害の病態診断（脱髄・軸索障害）を行う．糖尿病多発神経障害では軸索障害をきたすことが多い．またスクリーニングとして下肢（腓腹神経）の感覚神経伝導検査が用いられることが多い．

何に注意すればよいか？

- 皮膚温が低下すると，それに伴い伝導速度も低下するので，検査前および検査中には皮膚温を計測して，低い場合にはホットパックなどで32℃程度まで加温してから検査を行う必要がある．
- 糖尿病以外の多発神経障害などでも，同様に神経伝導検査の異常は出現する．したがって本検査の異常のみで，糖尿病多発神経障害と診断できず，ほかの原因疾患の除外が重要である．
- また神経伝導検査は主に大径線維を評価しているので，小径線維

（温痛覚など）に比較的限局した障害の場合には異常を検出できないことがある．

> **保険**　【誘発筋電図（神経伝導速度測定を含む．）（1神経につき）】検査料150点．同じ神経でも感覚神経と運動神経は別として計上する．2神経以上に対して行う場合には，1神経を増すごとに150点を所定点数に加算する．ただし，加算点数は1,050点を超えないものとする．／神経・筋検査判断料180点，神経・筋検査などの種類または回数にかかわらず月1回にかぎり算定するものとする．

> **文献**
> 1) 木村　淳，幸原伸夫：神経伝導検査と筋電図を学ぶ人のために　第2版．医学書院，2010．
> 2) 宇城研吾：Medical Technology，**38**：352～363，2010．
> 3) 日本糖尿病学会編：科学的根拠に基づく糖尿病診療ガイドライン2013．南江堂，2013．

（人見健文・高橋良輔）

心電図R-R間隔変動

📊 **基準値** 3~5％（一般の平均値であるが，年齢別補正も必要）

➕ **どんな検査か？**

健常成人では，心拍は吸気時に増加し，呼気時に減少する呼吸性不整脈によるわずかな変動がある．したがって心電図R-R間隔は吸気時に減少，呼気時に増加する[1]．安静時のR-R間隔はアトロピンで抑制されプロプラノロールでは変化しないことより，心電図R-R間隔変動は心臓性の副交感神経支配の状態を反映していると考えられる[2]．

実際の検査では，安静仰臥位を15分間以上保った状態で行う．心電図をモニターし，連続する100心拍のR-R間隔を測定し，その平均値（mean）と標準偏差（SD）を求め，変動係数（coefficient of variation：CV）を計算する．したがってCV_{R-R}はR-R間隔のばらつきの度合いを示す指標となる．

CV_{R-R}（％）＝標準偏差（SD）／平均値（mean）×100

測定のあいだは，深呼吸やため息をつかせないようにする．R-R間隔測定機器として，最近ではcardiofax V・ECG-1550（日本光電工業）などが市販されている．

👁 **どんなときに調べるか？**

自律神経機能異常を客観的に評価するときに用いられる．特に糖尿病自律神経障害を合併した患者を対象に頻繁に測定されている．

❤ **何がわかるか？**

上記のCV_{R-R}の測定値の低下により，副交感神経の心臓迷走神経機能低下を評価することができる．また，交感神経活動が亢進した場合（頻脈など）も同測定値は低下する[3]．

📕 **どう読むか？**

- CV_{R-R}は加齢とともに低下するために，健常者の年齢別CV_{R-R}の平均値を用いるべきである[4]．一般的にはCV_{R-R}は3％未満を低下と評価する．また，健常者では1.5~2.0％を下回ることはないために，1.5％未満は高度低下と評価し得る．表にCV_{R-R}の正常参考値を示す．
- 最近，ホルター心電図に記録されたR-R間隔変動を経時的にパワースペクトル解析（PSA）して，自律神経機能を評価することが可能となってきた．すなわち，PSAより算出された高周波数

表　CV_{R-R}の正常参考値（%）（文献5より）

報告者,年	年齢(歳)	5~9	10~19	20~29	30~39	40~49	50~59	60~69	70~79
景山,他* (1978)	対象数			17	14	13	17	13	14
	安静時			6.09±0.59	6.18±0.51	5.04±0.56	3.12±0.23	3.34±0.29	2.46±0.34
藤本,他** (1987)	対象数	82	153	171	172	170	233	164	116
	安静時	7.25	5.67	4.92	4.02	3.21	2.80	2.68	2.37
	深呼吸時	11.53	10.34	9.81	8.00	6.22	5.29	4.90	3.94
鈴木,他*** (1993)	対象数					16			
	安静時					6.5±5.0			
谷口,他**** (1996)	対象数				20 (55歳以下，平均年齢42±7)				
	安静自然呼吸				3.46±1.46				
	安静周期性呼吸				2.95±1.54				
	起立自然呼吸				2.91±1.06				

*：景山　茂・他：神経内科，9：594～596，1978．
**：藤本順子・他：糖尿病，30：167～173，1987．
***：鈴木吉彦・他：糖尿病，36：889～892，1993．
****：谷口郁夫・他：自律神経，33：540～545，1996．

（HF）は副交感神経機能を，低周波数（LF）・高周波数比（LF/HF）は交感神経・副交感神経機能バランスを首尾よく反映している．筆者らも糖尿病患者における起立性低血圧患者では非起立性患者に比し，24時間にわたりLF/HFが有意に低下していることを実証し，心自律神経機能のなかでも特に交感神経機能が低下することをPSA法により実証した[5]．

何に注意すればよいか？

- 上室性，心室性期外収縮，心房細動，心房粗動などを有する被験者では正確なR-R測定は困難であり，除外せざるを得ない．
- 被験者には測定値に影響する深呼吸および神経的興奮は確実にさけるようにし，安静時自然呼吸を継続してもらう．
- 検査前にはお茶，コーヒーなどの刺激物はさけ，禁煙，禁酒を遵守してもらう．

保険　本検査自身では保険算定対象にはならない．
【心電図検査】として130点の算定可能．

文献
1) Wheeler, T. et al.：*Br Med J*, 4：584～586, 1973.
2) Ewing, D. J. In Bannister R. (ed)：Autonomic failure. Oxford University Press, Oxford, 1983, pp.372～405.
3) Inukai, T. et al.：*Exp Clin Endocrinol*, 96：289～295, 1990.
4) 横田　進：Medical Technology, 30：1561～1564, 2002.
5) 若林貞男・他：糖尿病，49：19～26, 2006.

（犬飼敏彦）

electronic pupillometer

電子瞳孔計

➕ どんな検査か？

電子瞳孔計は光刺激による瞳孔のダイナミクスを記録できる機器であり，自律神経機能を容易に評価できる．

瞳孔は赤外線に対する反応性を示さないことより，赤外線を照明光として眼を照らし，赤外線ビデオカメラで撮像することができる．瞳孔部では照明光の反射が生じないため，眼のほかの部位に比べ暗い領域として撮像される．この領域を取り出すことにより，瞳孔の直径を測定する．

検査にあたっては，ゴーグルを装着して暗順応時間を5分間以上置いた後に，瞳孔径や可視光の刺激に対する対光反応を測定する．刺激の可視光は赤色光あるいは青色光，緑色光を用いるが，機器によって赤色光以外の刺激光は備えていない場合もある．

わが国で汎用されている浜松ホトニクス社のイリスコーダでは，1秒間の光刺激に対する縮瞳と散瞳の反応を約5秒間測定し，瞳孔面積・縮瞳率・縮瞳速度・散瞳速度などの各種の測定項目を算出する（図）．

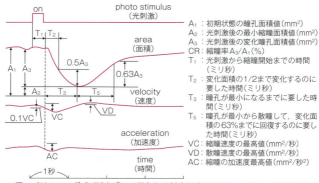

図 イリスコーダ C-7364®にて得られる対光反応の計測ファクター（文献1より）

👁 どんなときに調べるか？

視神経炎，視神経症などの求心性疾患や動眼神経麻痺，ホルネル症候群，アディー症候群，糖尿病による自律神経障害などの遠心性疾患または変性疾患および中毒による疾患の診断を目的として行う．

♥ 何がわかるか？

縮瞳機能により主に副交感神経機能を，散瞳機能により交感神経機能を評価できる．

🗨 どう読むか？

- 糖尿病では初期瞳孔径が有意に小さくなり，縮瞳速度と散瞳速度が遅く，縮瞳率が低下する．これらの異常は網膜症より先に出現し，網膜症の進行とともに顕著になる．ホルネル症候群では，交感神経麻痺により縮瞳しており，暗順応時の散瞳が非常に遅くなっている．

❗ 何に注意すればよいか？

- 光刺激から縮瞳開始までの時間は網膜症を含めた視力障害により影響を受ける可能性がある．
- 安定したデータを得るためには，からだのコンディションをできるだけ一定にし，極端な疲れ・空腹・消耗したときの測定はさけたほうがよい．

保険 【瞳孔機能検査（電子瞳孔計使用）】160点

文献
1) 日本自律神経学会：自律神経機能検査．第4版，文光堂，2007．
2) 石川　哲：医科器械学, **73**：746〜750, 2003.
3) Zangemeister, W. H.：*Neurol Int*, **1**：e19, 2009.

（中村二郎）

postural change test, standing test, head-up tilt test

体位変換試験―起立試験, ヘッドアップティルト試験

基準値
「どう読むか？」を参照

どんな検査か？

体位変換試験は，体位変換時の血圧や心拍数の変動を測定することで自律神経機能を評価する目的で行われる．

臥位から立位に姿勢を変えるときに，心臓を中心とした血液循環が重力に対して水平から鉛直方向に変化することで重力負荷が増加する．この負荷に対し，生体では心拍出力の増加と末梢血管抵抗の増加により対抗するが，この調節は自律神経系によって行われる．

起立試験の際の自律神経系の反射経路としては，2つの経路が存在する．ひとつは，頭側が上昇することによる頸動脈洞への血管壁伸展刺激低下が，延髄の血管運動中枢からの交感神経遠心路の興奮を惹起し，主に下肢の末梢血管抵抗が増加する．もうひとつは，心臓より尾側からの静脈還流量低下による右房内圧低下が圧受容体反射を惹起し，交感神経の興奮による血管抵抗増加と迷走神経抑制による心拍数増加，心臓交感神経興奮による心拍出量増加をきたす．

起立試験は安静臥位から自力で立位に変換する試験で，ヘッドアップティルト試験はティルト台あるいは透視台の上で安静臥位のまま台を起こす試験である．起立試験は能動的に起き上がるという動作により，下肢への血液貯留が減少するため，ヘッドアップティルト試験のほうが，強い負荷を与えられると考えられる．

どんなときに調べるか？

上記の自律神経系の反射経路のいずれの部位が障害されても，起立試験においては異常が生じることより，以下に挙げる諸疾患における鑑別診断および自律神経機能の評価を目的に施行する．

①起立性低血圧，失神をきたすさまざまな病態（神経調節性失神，心原性失神，不整脈など）

②多系統萎縮症，パーキンソン病，レビー小体型認知症などの神経変性疾患

③糖尿病性ニューロパチー，家族性アミロイドポリニューロパチー，ギラン・バレー症候群などのニューロパチー

④脊髄損傷，頸椎症，脊髄炎，多発性硬化症などのミエロパチー

♥ 何がわかるか？

本試験は基本的な心血管系の自律神経機能検査であり，神経変性疾患・ミエロパチー・ニューロパチーにおける自律神経異常の合併を判定するのに用いられる．診断においては，神経調節性失神の場合は試験中に症状が再現されれば診断的価値があるが，検査による陽性率は必ずしも高くない．

📄 どう読むか？

- 日本自律神経学会・自律神経機能検査法委員会による標準的なヘッドアップティルト試験では，一般に収縮期血圧下降 > 20 mmHg，拡張期血圧下降 > 10 mmHg のとき，起立性低血圧と診断する．神経調節性失神では，ティルト直後ではなく，長時間のティルト中に血圧が下降する．

❗ 何に注意すればよいか？

- 介助者は常に被験者を観察し，検査中に気分不快や顔面蒼白を認めた場合は，ただちに臥位に戻す．
- 3分間以上のヘッドアップティルト試験で起立性低血圧は診断可能であることが多いが，神経調節性失神の誘発には30分以上を要する場合が多い．

保険 【ヘッドアップティルト試験】980点．ただし，以下の施設基準に適合し，届け出た保険医療機関において行われる場合にかぎり算定できる．
　ヘッドアップティルト試験に関する施設基準
　(1) 当該検査の経験を有し，神経内科，循環器内科または小児科（もっぱら神経疾患または循環器疾患にかかわる診療を行う小児科）の経験を5年以上有する常勤の医師が勤務していること．
　(2) 急変時などの緊急事態に対応するための体制，その他当該検査を行うための体制が整備されていること．

文献 1) 國本雅也：体位変換試験：head-up tilt 試験．自律神経機能検査．第4版（日本自律神経学会編），文光堂，2007，pp.129〜133．

〈中村二郎〉

gastric emptying time

胃内容排泄時間測定

基準値
「どう読むか？」を参照

どんな検査か？

糖尿病患者では，糖尿病性自律神経障害あるいは高血糖によると推測される胃排出遅延が認められ，糖尿病性ガストロパレーシスと呼ばれている．糖尿病性ガストロパレーシスには明確な診断基準はなく，さまざまな検査法を用いた胃内容排泄時間測定の結果を用いて施設ごとに判断している．また，一晩絶食後に胃内食物残渣を認める場合は胃排出遅延が確実であると判断している．

胃内容排泄時間測定のゴールドスタンダードとしてはアイソトープ法が用いられる．放射性同位元素でラベルした試験食を被験者に摂取させ，胃内残存率曲線を作成し評価する．しかし，用いられる試験食は一定ではなく，固形から液体食までさまざまであり，結果の解釈も異なってくる．

ほかの試験法として，アセトアミノフェンが上部小腸以降でのみ吸収される性質を利用したアセトアミノフェン法や，放射線非透過性マーカーを混入し腹部X線撮影で位置を評価するマーカー法，^{13}C標識オクタン酸あるいは^{13}C標識酢酸を用いた呼気試験法などが選択されることがあるが，いずれの評価法においても，結果の解釈については議論が尽くされていない．

どんなときに調べるか？

器質的原因が明らかでない胃もたれや腹部膨満感，上腹部痛などの症状が存在する場合，胃拡張不全や胃排出機能低下が疑われた場合，本試験を施行する．

何がわかるか？

胃排出機能の低下する病態は，糖尿病性ガストロパレーシスのほか，強皮症やfunctional dyspepsiaなどさまざまなものがある．本試験により遅延が確認できれば，症状の原因が明らかとなり治療法の検討が可能になる．

どう読むか？

- 主な検査法による胃排出時間の基準値は以下のとおりである.

蒸しパン（200 kcal）＋アイソトープ法	$T_{1/2}$（1/2排出時間）：51.7±4.8 分, 120分残存率：10.9±1.5%
OKUNOS-A（200 ml, 200 kcal）＋アセトアミノフェン法	血中アセトアミノフェン（45分値）：9.4±0.7 μg/ml
液体食ラコール（200 ml, 200 kcal）＋^{13}C酢酸呼気試験	T_{max}（呼気排出速度曲線のピーク時間）：43.9±10.3分

何に注意すればよいか？

- 強いストレス，潰瘍や炎症，インクレチン関連薬などの薬剤投与下でも胃排出機能は低下する場合があり，結果の解釈に注意を要する．

文献 1) 楠 裕明・他：胃排出機能検査. 自律神経機能検査. 第4版（日本自律神経学会編），文光堂，2007，pp.309～312.
2) Horowitz, M.：*Diabetologia*, **37**：543～551, 1994.

（中村二郎）

膀胱機能検査

基準値 「どう読むか？」を参照

どんな検査か？
排尿困難の程度や，膀胱機能の低下が数値で客観的に表される．

どんなときに調べるか？
排尿困難を訴える患者や，なんらかの原因で膀胱機能の低下が疑われるときに行う検査である．

糖尿病患者では末梢神経障害に伴う神経因性膀胱により，排尿困難の訴えがなくとも，膀胱機能が低下している場合がある．

何がわかるか？
排尿困難の程度，神経因性膀胱の有無，神経因性膀胱のタイプ

どう読むか？
①残尿測定

排尿直後に残尿を測定する．尿道から直接カテーテルを膀胱まで挿入して残尿を測る方法と，超音波検査で膀胱部を調べ残尿を概算する方法がある．

基準値：20 ml 以下なら問題ない，60 ml 以上は残尿多い

②尿流量測定（ウロフロメトリー）（図1）[1]

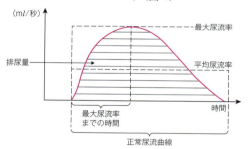

図1　正常尿流曲線（文献1より）

装置に向かって排尿し，排尿量および排尿時間を自動的に測定して排尿の様子を図式化する検査．視覚的に排尿困難を診断できる．排尿量，最大尿流率（1秒間に何 ml 排尿できるか），排尿曲線の形状をみる．

③膀胱内圧測定（シストメトリー）（図2）[1]

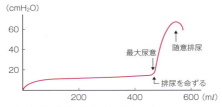

図2　正常の膀胱内圧曲線（文献1より）
正常でははじめに少し圧が上昇した後はほとんど変化しない（tonus limb）．最大尿意の時点で排尿を命ずる（void）と排尿筋の収縮がおこり内圧が上昇する

膀胱内にカテーテルを留置した後に生理食塩水または炭酸ガスを膀胱内に注入して，最大の尿意を感じる膀胱容量と膀胱内圧を測定する．排尿に必要な膀胱の内圧が上昇するか否かを調べる．神経因性膀胱の診断に使われる．

最大膀胱容量：正常では400〜500 ml，700〜800 ml では糖尿病などによる末梢神経障害に伴う神経因性膀胱が疑われる．200 ml 以下で急激な内圧上昇を伴う不随意収縮では，中枢神経障害が疑われる．

何に注意すればよいか？

- 尿流量測定：排尿量150 ml 以上で評価する．できるだけ自然な状態での排尿を促す．
- 膀胱内圧測定：カテーテルを膀胱内に留置するので，疼痛や検査後の膀胱炎，腎盂炎に注意する．

保険　【残尿測定検査】1 超音波検査によるもの55点，2 導尿によるもの45点
【尿流測定】205点
【膀胱内圧測定】260点

文献　1) 服部孝道, 安田耕作：神経因性膀胱の診断と治療. 第2版, 医学書院, 1997, pp.50〜66.

（橋村孝幸）

頸動脈超音波検査

➕ どんな検査か？
頸動脈を超音波診断装置を用いて観察する．探触子は7～10 MHz リニア型探触子を主に使用する．

👁 どんなときに調べるか？
- 頸動脈の狭窄および閉塞病変を伴いやすい疾患（脳血管障害，椎骨脳底動脈循環不全，高安病など）やそれを示唆する臨床所見（片麻痺，動脈雑音，脈拍減弱など）がある場合
- ほかの領域の動脈硬化性疾患（冠動脈疾患，閉塞性動脈硬化症，大動脈瘤など）に対する，侵襲的治療のリスク評価が必要な場合
- 動脈硬化危険因子（糖尿病，脂質異常症，高血圧，喫煙，肥満など）をもっており，動脈硬化の進行の可能性がある場合

💗 何がわかるか？
①内中膜複合体厚（intima-media thickness：IMT），②プラーク性状（厚み・表面性状・内部エコー・潰瘍形成の有無），狭窄率，③血管径，④血流評価，⑤解離，⑥動脈炎など

📂 どう読むか？
- IMT：加齢により肥厚するが，1.0 mm 以下を正常，1.1 mm 以上を異常とする．
- 不安定プラーク：潰瘍形成，可動性プラーク
- 狭窄率評価：面積法，ECST 法，NASCET 法の3法がある．
  同じ狭窄でも，面積法≧ ECST ≧ NASCET 法となる．
- 最大流速より狭窄率推定可能：狭窄部位では最大流速度上昇，NASCET 50% 以上では 150 cm/秒以上，NASCET 70%以上では 200 cm/秒以上となる．

❗ 何に注意すればよいか？
- 適切な装置条件設定
- 患者体位：仰臥位（または座位）を基本とし，観察領域が広く得られるように工夫する．観察領域を進展させ，頭部を 30°前後傾けると観察しやすい．体型により肩甲骨背部へ枕やタオルなどを挿入する．

保険【超音波検査（記録に要する費用を含む．）】2 断層撮影法　ロ　その他（頭頸部，四肢，体表，末梢血管等）350点／パルスドプラ法加算200点

文献
1）日本脳神経超音波学会・栓子検出と治療学会合同ガイドライン作成委員会：頸部血管超音波検査ガイドライン：Neurosonology, **19**（2）：49～67, 2006.
2）松尾　汎・他：Jpn J Med Ultrasonics, **36**（4）：501～518, 2009.

(佐藤　洋)

lower extremities vascular ultrasonography

下肢血管超音波検査

🟥 どんな検査か？
下肢静脈を超音波診断装置を用いて観察する．探触子は7〜10 MHzリニア型探触子を主に使用する．

👁 どんなときに調べるか？
- 末梢動脈疾患（peripheral arterial diseases：PAD）を疑う症例
- 下肢静脈血栓症を疑う症例
- 下肢静脈瘤や潰瘍形成のある症例

❤ 何がわかるか？
- 末梢動脈疾患：閉塞や狭窄の有無，動脈瘤の有無，血流評価
- 下肢静脈血栓症：血栓閉塞の有無，病期，血栓の範囲，浮遊性
- 下肢静脈瘤：弁逆流の有無，不全穿通枝の有無

💻 どう読むか？
- 末梢動脈疾患：
  形態；血管の狭窄や閉塞の有無，部位，長さの評価
  血流波形；狭窄，閉塞末梢側の収縮期加速時間（AT）↑
  収縮期最大流速（PSV）；狭窄部↑，狭窄末梢部↓
- 下肢静脈血栓症：
  血栓閉塞の有無，病期（急性期・慢性期），血栓の範囲（腸骨型，大腿型，下腿型），
  血栓中枢端の浮遊性（塞栓源となりうるか）

❗ 何に注意すればよいか？
- 適切な装置条件設定：動脈検査と静脈検査ではドプラ法の条件設定が異なる．
- 患者体位：①仰臥位を基本とする．②下肢静脈瘤評価では立位または座位にて実施する．

保険 【超音波検査（記録に要する費用を含む．）】2 断層撮影法　ロ　その他（頭頸部，四肢，体表，末梢血管等）350点／パルスドプラ法加算200点

文献
1) 西上和宏・他：Jpn J Med Ultrasonics, **35**（1）：35〜39, 2008.
2) 松尾 汎・他：Jpn J Med Ultrasonics, **41**（3）：405〜414, 2014.
3) 肺血栓塞栓症および深部静脈血栓症の診断，治療，予防に関するガイドライン（2009年改訂版）
   http://www.j-circ.or.jp/guideline/pdf/JCS2009_andoh_h.pdf
4) 末梢閉塞性動脈硬化疾患の治療ガイドライン（2015年改訂版）．
   http://www.j-circ.or.jp/guideline/pdf/JCS2015_miyata_h.pdf

（佐藤　洋）

足関節上腕血圧比, 足趾上腕血圧比, 脈波伝播速度（ABI, TBI, PWV）

基準値

ABI：>1.30 加圧不全，1.00～1.40 正常，0.91～0.99 境界領域，0.41～0.90 軽症－中等症末梢動脈性疾患，0.00～0.40 重症末梢動脈性疾患

TBI：0.7～1.0 正常，0.6～0.7 境界領域，0.0～0.6 末梢動脈性疾患

PWV：<1,400 cm/秒 正常，>1,400 cm/秒 動脈硬化の疑い

どんな検査か？

ABI：カフを両側上腕，両側足首に巻き，同時に血圧を測定する．

TBI：カフを両側上腕，両側第一趾（または第二趾）に巻き，同時に血圧を測定する．

PWV：カフを両側上腕，両側足首に巻き，脈波が心臓から伝わる時間差から，脈波速度を計算する．上腕・足首と心臓との距離の差異は身長に係数をかけて自動計算される．

どんなときに調べるか？

ABI，TBI は動脈の狭窄を調べるための検査であり，下肢の冷感やしびれ感，あるいは間欠性跛行などの症状から動脈狭窄が疑われるときに調べる．PWV は動脈の硬化を調べるための検査であり，動脈硬化症の危険因子保有者の全身的な動脈硬化症の進行度合いを知りたいときに調べる．

何がわかるか？

ABI ：動脈の狭窄の度合いをみるための検査である．通常，全身の収縮期血圧は同等のはずであるが，動脈の狭窄が進んだ場合，そこより末梢では収縮期血圧が低下する．ABI は心臓に近い上腕の収縮期血圧に対する下肢の収縮期血圧の比をみたものであり，生理的に上腕より足首のほうが若干血圧は高いので，健常者では 1 を少し上回る数値となる．一方，末梢動脈疾患において数値が小さくなるため，診断に用いることができる．

TBI ：ABI の補完をするための検査である．膝窩動脈以降は筋性動脈であり，動脈硬化症の進行に伴いメンケベルグ型中膜石灰化が生じる．石灰化が強いとカフ圧をかけても血流が残存し，足関節血圧が高く測定されてしまう．そこで，さらに先の小動脈である第一趾の収縮期血圧と上

腕の収縮期血圧を比較したものが TBI である．ABI が異常に高値（>1.30）の際でも，TBI が低下していれば，末梢動脈性疾患を診断できる．

PWV：動脈の硬さをみるための検査である．血管壁が硬化すると脈波が早くなるという特性がある．このため，脈波伝播速度を知ることにより動脈壁の硬化の程度がわかる検査である．かつては頸動脈と大腿動脈のあいだの脈波速度（carotid-femoral PWV：cfPWV）で測定されていた．オムロンコーリン社の form PWV/ABI® は，ABI を測定しつつ，PWV も測定できる．ただし，これは心臓−上腕と心臓−下腿の距離の相違分の脈波伝播速度（brachial-ankle PWV：baPWV）を測定するものである．なお，PWV が血圧の影響を強く受けることから，その影響を除外するために，フクダ電子の VaSera® が開発され，この器械では CAVI（cardio-ankle vascular index，心臓足首血圧指数：8.0>正常，8.0〜8.9 境界領域，9.0≦動脈硬化の疑い）を測定することができる．

🔍 どう読むか？

- ABI，TBI は低下していると動脈の狭窄が進行していると判定し，閉塞性動脈硬化症の診断に用いられる．PWV，CAVI は上昇していると全身性に動脈硬化が進行していると判定し，脳卒中や冠動脈疾患のリスクマーカーとして用いられる．ただし，PWV や CAVI については年齢とともに上昇するため，年齢・性別ごとの平均値との相対的な比較も行う．これは器械が自動的に解析してくれ，血管年齢として表現される．

❗ 何に注意すればよいか？

- 前述のように ABI には筋性動脈の石灰化に伴う偽性の正常化がありうるので TBI も含めて評価する．足趾血圧は寒冷の影響を受けるので TBI では保温してからの計測が必要である．間欠性跛行があって ABI，TBI に問題がない際には脊柱管狭窄症のような整形外科疾患を疑う．

保険　【脈波図，心機図，ポリグラフ検査】3または4検査130点
文献　＜末梢動脈性疾患について＞
1) Hiatt, W. R.：*N Engl J Med*, **344**：1608〜1621, 2001.

<ABIについて>
2) Doobay, A. V. et al. : *Arterioscler Thromb Vasc Biol*, **25** : 1463~1469, 2005.
3) Lin, J. S. et al. : *Ann Intern Med*, **159** : 333~341, 2013.
<TBIについて>
4) Spangeus, A. et al. : *Diabetes Res Clin Pract*, **100** : 195~202, 2013.
5) Hyun, S. et al. : *J Vasc Surg*, **60** : 390~395, 2014.
<PWVについて>
6) Turin, T. C. et al. : *Hypertens Res*, **33** : 922~925, 2010.
7) Vlachpoulos, C. et al. : *Hypertension*, **60** : 556~562, 2012.

(山田　悟)

coronary CT

冠動脈CT

🅷 どんな検査か？
心電図同期下に造影CTを行い，冠動脈の解剖学的評価を行う．

👁 どんなときに調べるか？
狭心症を疑う自覚症状を有するとき，もしくは心電図検査などほかの検査にて冠動脈疾患が疑われる患者に対して行う．カテーテルを用いる冠動脈造影検査よりも低侵襲で施行可能なため，冠動脈造影検査自体がハイリスクであって施行困難な症例や，非典型的胸痛など検査前確率の高くない症例，運動負荷試験で診断がつかない症例などで冠動脈造影検査の代わりに用いられる．

❤ 何がわかるか？
冠動脈の走行，狭窄病変の有無・位置・数・形態，冠動脈プラークの石灰化の程度，プラークの不安定性の評価が可能．
陰性的中率が97～99%と高いので，CTで有意狭窄がなければ冠動脈狭窄はほぼ否定できる（図1）．

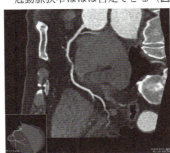
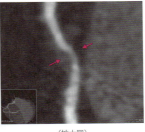

(拡大図)

図1 CPR（curved planar reconstruction）画像
冠動脈全体を一平面上に表示．狭窄の分布や程度，プラークの状態を評価できる．
本症例は右冠動脈#2に偏心性高度狭窄を認める

📖 どう読むか？
- 冠動脈狭窄が左主幹部や多枝に存在していたり高度狭窄や閉塞病変を伴っていれば，より重症であると判断する．また高度な石灰化病変，びまん性に長い病変，分岐部病変の場合はカテーテル治療を行ううえでより難度が高くなり，事前の治療戦略を立てるうえで重要な情報となる（図2）．

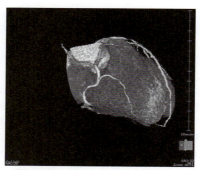

図2 VR (volume rendering) 画像
心臓の全景，冠動脈の走行・支配領域を評価する

❗何に注意すればよいか？

- 造影剤を使用するため，腎機能によっては事前に輸液負荷を要する，もしくは検査施行が不可能な場合がある．またビグアナイド薬は造影剤使用前後で休薬する必要がある．
- 検査時にニトロ製剤やβ遮断薬を使用することがある．シルデナフィルなどPDE5阻害薬を使用している患者ではニトロ製剤によりショックをおこすリスクがある．また高度心機能低下症例や大動脈弁狭窄症，低血圧の患者ではβ遮断薬使用で病態が悪化する可能性がある．このような患者は事前に投薬調整や，検査室への連絡をしておくことが望ましい．
- 狭窄度は造影タイミング，心拍数，屈曲の有無，石灰化の程度によって過大評価をすることがある．
- 解剖学的な評価を行うための検査であり，血行再建の適応については別に生理学的な評価が必要となる．
- 胸部CTで冠動脈の高度石灰化がすでに判明していたり，長期血液透析患者においては冠動脈石灰化が高度のため内腔評価不能である場合が多く，ほかのモダリティで評価を行うことが望ましい．

保険 【CT撮影】イ 64列以上のマルチスライス型の機器による場合
(1) 共同利用施設において行われる場合1,020点
(2) その他の場合1,000点
【造影剤使用加算（CT）】500点
【冠動脈CT撮影加算】600点

（多田英司・石井克尚）

echocardiography

心臓超音波検査（心エコー検査）

🏥 どんな検査か？

心エコー検査の利点は非侵襲的に心機能や弁膜症の重症度を評価できることであり、心臓カテーテル検査などの侵襲的な検査に先立ってまず行われるべき検査である．また、心エコー検査では心機能、弁膜症やシャント性心疾患の重症度を定量的に評価可能である．

👁 どんなときに調べるか？

- 胸部 X 線で心拡大や聴診で心雑音を認めるとき
- 労作時息切れや下肢浮腫など心不全症状や胸痛を訴える患者

❤ 何がわかるか？

心機能、壁運動異常、弁膜症、シャント性心疾患など

📋 どう読むか？

心機能

- 左室機能は収縮能と拡張能に分けて考える．
- 心不全患者の約 40% は収縮能が保たれている拡張不全であると報告されており、左室拡張能の評価も重要である．

左室収縮能：

- 左室収縮能は一般に左室駆出率（ejection fraction：EF）で評価し、50% 以上であれば左室収縮能は保たれていると考えられる．M モードでの計測は、局所左室壁運動異常がある例では適応できない．このような場合は断層法による 2 断面ディスク法（Simson 法）を用いて左室容量を測定する．

左室拡張能：

- 左室拡張能は、僧帽弁流入血流速波形と僧帽弁輪部組織ドプラ波形の組み合わせを用いて評価するのが一般的である（図 1）．それぞれの早期波形の比 E/e′ は肺動脈楔入圧の推定に用いられ[1]、心不全の状態を評価するのに有用である（図 2）．

壁運動異常

- 左室壁運動異常は米国心エコー図学会[2]が推奨する 17 分画（または 16 分画）に分けて表示する．この分画から、およその冠動脈責任病変の推定が可能である（図 3）．また、左室壁運動異常は 5 段階に分けて表示する．

※左室局所壁運動の評価

① normal：正常、② hypokinesis：収縮低下、③ akinesis：無

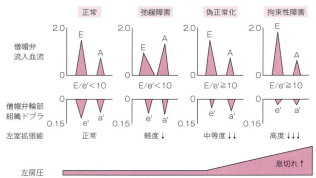

図1 僧帽弁流入血流速波形と僧帽弁輪部組織ドプラ波形を組み合わせた左室拡張能評価（文献1より）

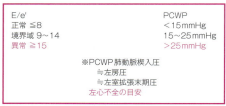

図2 E/e'による肺動脈楔入圧の推定（文献1より）

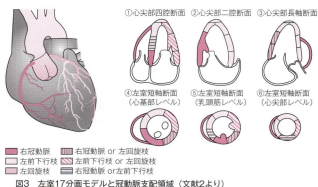

図3 左室17分画モデルと冠動脈支配領域（文献2より）

収縮，④ dyskinesis：奇異性収縮，⑤ aneurysm：瘤形成

弁膜症
- 心エコー図による弁膜症の定量的評価については，各学会からガイドラインが示されている．ここでは日本循環器学会のガイドラインについて掲載しておく（表1〜4）[3]．

表1 僧帽弁狭窄症の重症度（文献3より）

	軽度	中等度	高度
平均圧較差	<5 mmHg	5〜10 mmHg	>10 mmHg
収縮期肺動脈圧	<30 mmHg	30〜50 mmHg	>50 mmHg
弁口面積	>1.5 cm²	1.0〜1.5 cm²	<1.0 cm²

表2 僧帽弁逆流の重症度評価（文献3より）

	軽度	中等度	高度
定性評価法			
左室造影グレード分類	1+	2+	3〜4+
カラードプラジェット面積	<4 cm²または左房面積の20%未満		左房面積の40%以上
弁口部ジェット幅（vena contracta）	<0.3 cm	0.3〜0.69 cm	≧0.7 cm
定量評価法			
逆流量（/beat）	<30 m*l*	30〜59 m*l*	≧60 m*l*
逆流率	<30%	30〜49%	≧50%
有効逆流弁口面積	<0.2 cm²	0.2〜0.39 cm²	≧0.4 cm²
その他の要素			
左房サイズ			拡大
左室サイズ			拡大

表3 大動脈弁狭窄症の重症度（文献3より）

	軽度	中等度	高度
連続波ドプラ法による最高血流速度（m/s）	<3.0	3.0〜4.0	≧4.0
簡易ベルヌイ式による収縮期平均圧較差（mmHg）	<25	25〜40	≧40
弁口面積（cm²）	>1.5	1.0〜1.5	≦1.0
弁口面積係数（cm²/m²）	—	—	<0.6

表4 大動脈弁閉鎖不全症の重症度分類（文献3より）

	軽度	中等度	重度
定性評価 　大動脈造影Grade 　カラードプラジェット面積 　弁口部ジェット幅 　（vena contracta）（cm）	Ⅰ <25% of LVOT <0.3	Ⅱ 0.3〜0.6	Ⅲ〜Ⅳ >65% of LVOT >0.6
定量評価（カテまたはエコー） 　逆流量RVol（ml/beat） 　逆流率（％） 　逆流口面積ERO（cm^2）	<30 <30 0.10	30〜59 30〜49 0.10〜0.29	≧60 ≧50 ≧0.3

❗ 何に注意すればよいか？

- 超音波はX線などと違い被験者の体格や呼吸状態の影響を受けるため，できるだけ肺が心臓に被らないプローベ位置（ウインド）を探す．
- ドプラ法での圧較差の推定では角度依存性が問題となるため，ドプラビームをできるだけ血流に平行になるようにプローベの方向や計測の軸線を調節する必要がある．

保険【心臓超音波検査】イ 経胸壁心エコー法880点，ロ Mモード法500点，ハ 経食道心エコー法1,500点，ニ 胎児心エコー法1,000点，ホ 負荷心エコー法1,680点

文献
1) Nagueh, S. F. et al.：*Circulation*, **98**：1644〜1650, 1998.
2) Lang, R. M. et al.：*J Am Soc Echocardiogr*, **18**：1440〜1463, 2005.
3) 弁膜疾患の非薬物治療に関するガイドライン（2012年改訂版）．
http://www.j-circ.or.jp/guideline/pdf/JCS2012_ookita_h.pdf

〈永井崇博・石井克尚〉

blood pressure

血圧

📊 基準値
糖尿病合併高血圧では 130/80 mmHg 未満（家庭血圧では 125/75 mmHg）が降圧目標値.

➕ どんな検査か？
少なくとも5分間以上の安静後に座位で適切なサイズのカフを用いて測定する．1～2分程度の間隔を空けて複数回測定して安定した値（測定値の差が5 mmHg 以内が目安）を示した2回の平均値とする．起立性低血圧を呈する可能性もあることから立位1分・3分と，臥位の血圧測定も行う．

👁 どんなときに調べるか？
糖尿病と高血圧はどちらも動脈硬化による脳血管障害・心血管疾患の重要な危険因子であり定期的に血圧を評価することが望ましい．

❤ 何がわかるか？
糖尿病患者に対して血圧測定を正しく定期的に行うことが適切な降圧治療につながり，大血管・細小血管障害を予防していくことが可能となる．

💬 どう読むか？
- 130～139/80～89 mmHg で降圧目標が望めそうであれば3カ月以上とならない範囲で生活習慣の修正により降圧加療を行うが，140/90 mmHg 以上では生活習慣の改善とともに，ただちに薬物治療を開始する必要がある．

❗ 何に注意すればよいか？
- 家庭血圧の臨床的価値は高いことから家庭血圧測定法の指導も勧められ，診察室血圧との較差があれば家庭血圧を優先するべきである．
- 心房細動などの不整脈があれば平均的な測定値が得られるカフ・オシロメトリック法によって3回以上の繰り返し測定を行う必要がある．

文献
1) 日本高血圧学会高血圧治療ガイドライン作成委員会：高血圧治療ガイドライン2014.
   http://www.jpnsh.jp/data/jsh2014/jsh2014v1_1.pdf
2) American Diabetes Association：*Diabetes Care*, 37（Suppl 1）：S5～S13, 2014.

（錦戸利幸・野出孝一）

（24時間）自由行動下血圧（ABPM）

(24hour) ambulatory blood pressure monitoring

📊 基準値
高血圧治療ガイドライン2014では24時間血圧130/80 mmHg以上を高血圧診断基準値とする．

➕ どんな検査か？
24時間にわたり，非観血的に15分から30分ごと（夜間は30分ごと）に血圧を測定する．被験者には行動記録表を渡し，就床と起床時間，食事や日常活動を記録してもらう．

👁 どんなときに調べるか？
ガイドラインでは，①家庭血圧が135/85 mmHg前後，あるいは診察室血圧が140/90 mmHgを前後し判断が困難な場合，②家庭血圧が125～134/80～84 mmHgの正常高値を示す場合，③家庭血圧の変動が大きい場合，④血圧短期変動性を問題にする場合にABPMを推奨している．

❤ 何がわかるか？
診察室以外での血圧評価ができる．24時間にわたる血圧プロフィール，昼間，夜間，早朝，24時間についての血圧情報が得られる．高血圧サブタイプ（白衣高血圧，仮面高血圧，夜間高血圧，早朝高血圧など）を判定できる．また，降圧治療の効果判定や，適切な降圧薬の選択や服薬時間の決定に有用である．

💊 どう読むか？
- 白衣高血圧の一例を下記に示す（図）．

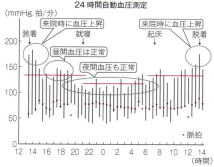

図　白衣高血圧の一例

❗ 何に注意すればよいか？
- カフのずれ（肘関節への移動）やゆるみ，体位などにより多くの

誤差要因が加わる．
- 夜間も測定するため，検査中の睡眠障害がみられることがある．
- まれではあるが，加圧により肘関節滑液包炎の合併，カフ圧迫によるしびれ，握力低下を伴う急性神経痛の例が報告されている．
- ABPMによる再現性は必ずしも良好ではない．単回のABPMの結果を参考に総合的に判断することが必要である．

保険 【24時間自由行動下血圧測定】200点

文献
1) 日本高血圧学会高血圧治療ガイドライン作成委員会：高血圧治療ガイドライン2014.
   http://www.jpnsh.jp/data/jsh2014/jsh2014v1_1.pdf
2) 循環器病の診断と治療に関するガイドライン（2009年度合同研究班報告）：24時間血圧計の使用（ABPM）基準に関するガイドライン（2010年改訂版）
   http://www.j-circ.or.jp/guideline/pdf/JCS2010_shimada_h.pdf

（内田　文・野出孝一）

肥満度（BMI）

body mass index

基準値　BMI（body mass index）18.5 ≦ ～ < 25（kg/m²）

どんな検査か？

身長当たりの体重指数　BMI＝体重（kg）/ 身長（m）² を基に判定する．脂肪組織が過剰に蓄積した状態でBMI 25以上のものを肥満と定義する．

どんなときに調べるか？

肥満は過剰に体脂肪が蓄積され種々の健康被害が引きおこされる状態である．過剰な体脂肪に着目すると，体脂肪量の測定が肥満度の判定として合理的ではあるが，BMIは簡便であり，成人の体重の増減の多くは脂肪蓄積の増減を反映することから，一般的には肥満度による判定が汎用されている．体脂肪の蓄積が疑われる場合に計測を行う．

何がわかるか？

高値　体脂肪の過剰な蓄積を疑う所見

肥満度分類を表に示す[1]．

表　肥満度分類（文献1より）

BMI（kg/m²）	判定	WHO基準
<18.5	低体重	Underweight
18.5≦～<25	普通体重	Normal range
25≦～<30	肥満（1度）	Pre-obese
30≦～<35	肥満（2度）	Obese class I
35≦～<40	肥満（3度）	Obese class II
40≦	肥満（4度）	Obese class III

標準体重（理想体重）は最も疾病の少ないBMI 22を基準として計算された値とする．

BMI ≧ 35を高度肥満とする．

ただし，肥満（BMI ≧ 25）は，医学的に減量を要する状態とは限らない．

低値　低体重では総死亡のリスクを高める可能性がある[2]．

どう読むか？

- BMIの増加が冠動脈疾患や脳血管疾患などの肥満に伴う各種合併症による死亡の危険因子となっている．
- 一方やせは，十分に機序は解明されていないが総死亡のリスクを増加していると考えられる．

❗ 何に注意すればよいか？

- 肥満に起因ないし関連する健康障害の合併，その合併が予測される場合には医学的に減量を必要とする．
- 耐糖能異常，脂質異常症，高血圧症，高尿酸血症・痛風，冠動脈疾患，脳梗塞，脂肪肝，月経異常および妊娠合併症，睡眠時無呼吸症候群，整形外科的疾患，腎臓病などの，肥満との関連性のある合併症が見つかったときには，肥満に起因するものかどうかを見極めることが重要である．

文献 1) 日本肥満学会誌, **17**（臨時増刊号），2011.
2) Zheng, W. et al.：*N Engl J Med*, **364**（8）：719〜729, 2011.

〈山岡正弥・下村伊一郎〉

visceral fat area

内臓脂肪面積（CT法，インピーダンス法）

🔴 **基準値** 100 cm² 未満

➕ **どんな検査か？**

腹部CT検査により臍レベルでの断面で内臓脂肪面積を測定する．

👁 **どんなときに調べるか？**

内臓脂肪面積とウエスト周囲長の相関の回帰曲線から内臓脂肪面積 100 cm² に相当するウエスト周囲長は男性 85 cm，女性 90 cm と定められている[1~3]．スクリーニング検査であるウエスト周囲長にて男性≧ 85 cm，女性≧ 90 cm の際に内臓脂肪面積の測定を考慮する．

❤ **何がわかるか？**

高値　内臓脂肪蓄積
（例）
BMI ≧ 25 kg/m² かつ内臓脂肪面積≧ 100 cm² →肥満症（内臓脂肪型肥満）
BMI ≧ 25 kg/m² かつ内臓脂肪面積＜ 100 cm² →肥満
低値　該当なし

💬 **どう読むか？**

- 男女いずれにおいても内臓脂肪面積が 100 cm² を超えてくると，高血圧，脂質異常症，高血糖の3つのリスクの平均合併数が1を超えてくる．
- 脂肪組織は単なるエネルギー貯蔵臓器ではなく，アディポサイトカインと総称される生理活性物質を産生・分泌する．また内臓脂肪蓄積に伴いアディポサイトカイン産生異常が引きおこされ動脈硬化性疾患をはじめとする健康障害に直接かかわることがわかってきている．
- マルチスライスCTによる測定で臍レベルでの内臓脂肪蓄積を評価するのがゴールドスタンダードであるが，被曝の問題や簡便性に欠けることからインピーダンス法を用いた評価法が開発され，内臓脂肪蓄積の有無の診断が容易になりつつある．

❗ **何に注意すればよいか？**

- 健康被害をもたなくても内臓脂肪型肥満であれば，将来のハイリスク肥満として肥満症と診断し，減量を中心とした生活指導を強化する．

- 内臓脂肪を減らすことによるマルチプルリスクの改善を通じ,動脈硬化性心疾患のリスクを包括的に改善できる症例を把握し介入することが重要である.

文献
1) 日本肥満学会肥満症診断基準検討委員会:松澤佑次・他:肥満研究,6:18〜28, 2000.
2) The Examination Committee of Criteria for 'Obesity Disease' in Japan ; Japan Society for the Study of Obesity.:*Circ J*, **66** (11):987〜992, 2002.
3) Hiuge-Shimizu, A. et al.:*Ann Med*, **44** (1):82〜92, 2012

(山岡正弥・下村伊一郎)

waist circumference

腹囲(ウエスト周囲長)

基準値　男性 85 cm 未満，女性 90 cm 未満

どんな検査か？
空腹時に立位で軽呼気状態における腹部の周囲長を臍の高さで水平に計測する．腹部が突出して臍の位置が下がっている場合には，肋骨弓下縁と前腸骨陵上線の中点の高さで計測する．

患者自身での測定が可能であるため，自己管理を促すために有用である．

何がわかるか？
基準値以上であれば脂肪の蓄積が示唆される．

どう読むか？
- 体重に変化がなくとも，腹囲が変化している場合があり，体重とは異なる指標である．
- 腹囲の基準値は内臓脂肪面積 100 cm^2 未満に相当するものとして設定されたが，内臓脂肪面積は CT にて測定できる．
- 腹囲は内臓脂肪の蓄積者を抽出するひとつの基準であるため，ほかの検査結果とあわせて総合的に解釈する．

何に注意すればよいか？
- 腹囲の基準はメタボリックシンドロームの診断基準によるが，今後その改定に伴い基準値も変更となる可能性がある．
- 国際的には腹囲の基準は統一されておらず，現時点では集団や国ごとに異なっている．

(池田香織・稲垣暢也)

体重

body weight

📊 基準値
身長とのバランスで解釈するため,体重と身長から BMI を計算する.
BMI (body mass index) = 体重 (kg)/身長 (m)^2 が 18.5 以上 25 未満.標準体重は身長 (m)^2 × 22.

❤ 何がわかるか?

18.5 未満	低体重
18.5 以上 25.0 未満	普通体重
25.0 以上 30.0 未満	肥満(1 度)
30.0 以上 35.0 未満	肥満(2 度)
35.0 以上 40.0 未満	肥満(3 度)
40.0 以上	肥満(4 度)

BMI 35.0 以上は高度肥満

💬 どう読むか?
- 糖尿病患者においては経時的な変化を把握することが重要である.20 歳時の体重や過去の最大体重などを含めた長期的変化と,最近数カ月間での短期的変化を確認する.
- 糖尿病患者で肥満であれば,肥満が病態に悪影響を及ぼしていると考えられ,減量が勧められると同時に,2 次性肥満の除外も必要である.普通体重であれば,それを維持するように療養する.低体重の場合は糖尿病や合併疾患の病態が影響している可能性がある.

❗ 何に注意すればよいか?
- 小児の場合は BMI 22 を基準とするのではなく,性別,年齢,身長に応じた標準体重が設定されているため,実体重が標準体重から何 % 上回っているかを肥満度と呼ぶ.
- 欧米の IBW (ideal body weight) は標準体重とは計算方法が異なっている場合がある.
- 体重に変化がない場合でも,体脂肪率が変化している場合がある.

(池田香織・稲垣暢也)

basal energy expenditure, basal metabolic rate

基礎代謝

基準値
日本人の基準値は年齢,性別,体重によって異なる.基準値は参照体重をもうけ,推定式から計算した推定値と実測値が一致するよう決定されているため,参照体重と一致しない個々の例に計算で応用した場合,求めた基礎代謝量が実測値と大きく乖離が生じる可能性があるので,注意が必要である.参照体重における基準値,および推定式は文献[1,2]を参照.

どんな検査か？
ヒトが生きていくうえで最低限必要なエネルギー量を指し,10~12時間以上の絶食後の早朝,活動せずに安静臥床にて測定するとされている.臨床現場では間接カロリメトリーを用いて測定でき,呼気中の酸素と二酸化炭素濃度から代謝量を計算する.

どんなときに調べるか？
食事療法の摂取エネルギー量の指示のために必要エネルギー量の把握を目的として行う.
Harris-Benedict式などの各種推定式でも基礎代謝量の推定が可能であるが,特に肥満度が高い場合には推定値の誤差が大きくなる傾向がある.

何がわかるか？
基礎代謝量に消化吸収や活動に伴うエネルギー消費量を加えると1日必要エネルギー量になる.

どう読むか？
- 例1:身長170.2 cm,体重60.5 kg,BMI 20.9の44歳男性1型糖尿病.Harris-Benedict式による基礎代謝量推定値1,451 kcal/日,間接カロリメトリーによる実測基礎代謝量1,345 kcal/日.
- 例2:身長178.8 cm,体重92.3 kg,BMI 28.9の52歳男性2型糖尿病.Harris-Benedict式による基礎代謝量推定値1,877 kcal/日,間接カロリメトリーによる実測基礎代謝量1,462 kcal/日.
- このように肥満患者では実測基礎代謝量が推定値より大幅に小さくなる傾向があり,また,誤差は個人ごとに大きく異なるため,実測が有用である.

何に注意すればよいか？
- 上記のような基礎代謝量測定条件を整えることは容易ではないた

め，より簡便な安静時代謝量測定で代用される場合も多い．安静時代謝量は4時間以上の絶食後に安静状態にて測定され，座位での測定のこともある．基礎代謝量よりばらつきが大きく，10%程度高いことが多い．
- 測定条件により測定値が大きく影響されうるため，検査値を解釈する際には，測定条件を確認する必要がある．

保険 【基礎代謝測定】85点

文献
1) 厚生労働省：日本人の食事摂取基準（2015年版）．
   http://www.mhlw.go.jp/file/05-Shingikai-10901000-Kenkoukyoku-Soumuka/0000083871.pdf
2) Ganpule, A. A, et al.：*Eur J Clin Nutr*, **61**：1256〜1261, 2007.
3) Ross, A. C. et al.：Modern Nutrition in Health and Disease 11th edition. Lippincott Williams & Wilkins, 2012.

（池田香織・稲垣暢也）

all-night pulse oximetry

終夜パルスオキシメトリ（終夜酸素飽和度モニター）

➕ どんな検査か？[1]

経皮的動脈血酸素飽和度（SpO_2）と脈拍数（心拍数ではない）を夜間睡眠時に経時的に測定する．主に腕時計型の機器を利用する（図1）．患者自身が機器のON/OFFとセンサー装着を行えるため，自宅での夜間検査が可能である．内蔵メモリに測定値が保存され，機器回収後，専用のソフトウェアで記録読み出しと解析を行い，必要なパラメータを算出する．

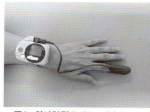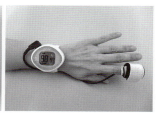

図1　腕時計型のパルスオキシメトリ

👁 どんなときに調べるか？

閉塞性睡眠時無呼吸症候群（obstructive sleep apnea syndrome：OSAS）の合併が疑われるときに大まかなスクリーニングとして用いる．OSASはいびきや無呼吸の目撃以外にも，7〜8時間の睡眠時間を取っているが熟眠感がない場合にも疑ってみる．肥満があればOSASの確率は高まるが，日本人の場合，特有の顔面骨格（小さく後退した顎）があると正常体重やそれ以下でもOSASを発症しうる．

❤ 何がわかるか？

一晩のSpO_2と脈拍数の経時的変動を視覚化して見せることができる（図2）．SpO_2の規則的な上下変動より無呼吸もしくは低呼吸の数を推測できる[2]．脈拍数の上下変動より一過性覚醒（本来なら終夜睡眠ポリグラフ検査の脳波記録から算定する3〜15秒の自覚されない短い覚醒）の数を推測できる[3]．

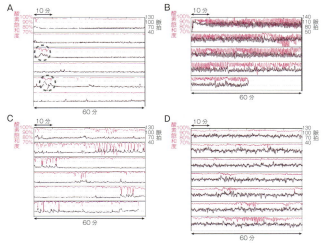

図2 終夜パルスオキシメトリのraw dataの例
1段が1時間の記録を示す．赤が酸素飽和度，黒が脈拍
A：SASが否定できる例．点線で囲んだ部分は中途覚醒があって，しばらく起きていたと推測される．ODI-3：1.8，PRRI-6：4.7
B：SASの重症例と考えられる例．ODI-3：75.6，PRRI-6：82.1
C：SASが疑われる例．ODI-3：17.2，PRRI-6：13.0と値は低いが，酸素飽和度と脈拍の変動から確実に無呼吸イベントが頻発する時期とそうでない時期とが混在していることが推測される
D：心房細動がある例．脈拍は一夜を通じて不規則であり，酸素飽和度が規則的に変動している時間帯でも（本来あるべき）脈拍の同期した変動が認められない

どう読むか？

- 初心者のうちは，ODI-3（oxygen desaturation index by 3%）の値がOSASの重症度のひとつの指標である無呼吸・低呼吸指数（apnea-hypopnea index：AHI）とほぼ相関することを目安にする[1]．
- 一般には無呼吸もしくは低呼吸中に脈拍数は下降し，再呼吸時（通常一過性覚醒を伴う）に上昇する．このことを利用した値がPRRI-6（pulse rise rate index by 6 bpm）である．一過性覚醒の数を反映するので，この値を睡眠の不安定性（睡眠の質の悪さ）とみなすことができる．

- 典型的な OSAS 症例では ODI-3 と PRRI-6 とは類似の数値を取り，raw data 上も酸素飽和度の変動と位相逆転するかたちで脈拍が変動する．

❗ 何に注意すればよいか？

- 再現性を確かめるために複数夜の記録を取るようにする（多くの機器は 2〜3 夜の記録がメモリに残る）．
- 体動時やセンサーが外れかけたときは値がずれるので（図 2 A），そういった箇所が多過ぎないかどうか（起きている場合，センサー装着を適切にしなかった場合など）を先にチェックしてから数値を吟味する．
- 不整脈がある場合，脈拍は不規則な変動を示すため，PRRI-6 は使えない（図 2 D）．**高度の自律神経障害を伴っている場合も，脈拍の変動が小さくなるため，一過性覚醒を PRRI-6 が反映しない．**
- ODI-3 も PRRI-6 もイベントの数を記録時間（睡眠時間ではない）で割って算出しているため，過小評価する傾向があることに注意する．
- あくまでもスクリーニング的に用いるべきで，正式な重症度評価と治療方針を決めるためには終夜睡眠ポリグラフ検査が必要となる．

保険【終夜経皮的動脈血酸素飽和度測定（1連につき）】100点

文献
1) Moyer, J.：Pulse Oximetry. 2nd ed. BMJ Books, 2002.
2) Chung, F. et al.：*Anesth Analg*, 114：993〜1000, 2012.
3) Adachi, H. et al.：*Sleep Med*, 4：537〜542, 2003.

〔立花直子〕

adipocytokine
アディポサイトカイン[レプチン, TNFα, PAI-1, レジスチン]

基準値
現在，アディポサイトカインとしてその測定が保険収載されている検査項目はない．研究を目的とした検査であるため，基準値も現在のところ明確でないものがほとんどである．

どんな検査か？
アディポサイトカインは脂肪組織から分泌される生理活性物質の総称である．肥満やメタボリックシンドロームではアディポサイトカインの分泌異常が認められることから，これらの病態におけるアディポサイトカインの意義が注目されている．

代表的なアディポサイトカインにはレプチンやアディポネクチン（別項 137 頁参照），TNFα（Tumor Necrosis Factorα），PAI-1（Plasminogen Activator Inhibitor-1），レジスチンなどがある．

どんなときに調べるか？
前述のようにアディポサイトカインとしてその測定が保険収載されている項目はないため，アディポサイトカインの測定は主に研究目的となる．しかし，レプチン遺伝子異常症では小児期からの過食を伴う重度の肥満が認められることや，脂肪萎縮症では血中レプチン濃度の低下に伴いインスリン抵抗性を発症することから，これらの病態の鑑別には血中レプチン濃度の測定が有用である．

何がわかるか？

レプチン
脂肪細胞より分泌され視床下部に作用することにより食欲抑制とエネルギー消費亢進をもたらす抗肥満ホルモンとして発見され，正常なレプチンを産生できないレプチン遺伝子異常症では高度肥満を呈する．また，レプチンは体重調節作用以外にもインスリン感受性亢進作用や脂質代謝亢進作用を有しており，脂肪組織の消失とともに低レプチン血症を呈する脂肪萎縮症ではインスリン抵抗性や高中性脂肪血症，脂肪肝などを呈する．血中レプチン濃度は体脂肪率や BMI などの肥満度と正相関を示し，一般の肥満者では高レプチン血症を認める．しかし肥満者では高レプチン血症であるにもかかわらず肥満が是正されないことからレプチン抵抗性の状態にあると考えられている．

TNFα
発見当初，腫瘍部位に出血性壊死を誘導する因子として報告され

たが，そのほかにも細胞増殖・細胞障害・免疫抑制・アポトーシス誘導などさまざまな作用が報告され，炎症を通じた生体防御機構にかかわるサイトカインとして認識されるようになった．TNFαはマクロファージ以外に脂肪細胞からも分泌され，血中TNFα濃度は肥満度と正相関を示すことが報告されている．TNFαはインスリン抵抗性をもたらすことが知られており，肥満に伴うインスリン抵抗性の発症メカニズムのひとつとして注目されている．

PAI-1

血液中で血栓を溶かすプラスミノーゲンアクチベータを抑制しプラスミン生成を妨げることにより線溶系を抑制し，血栓の形成促進に作用する．PAI-1 は脂肪細胞や血管平滑筋細胞，内皮細胞などから分泌される．血中 PAI-1 濃度は皮下脂肪面積とは相関しないが，内臓脂肪面積とは正相関することが報告されており，内臓脂肪蓄積と血管病変を結びつけるメカニズムのひとつとして注目されている．

レジスチン

インスリン抵抗性改善薬であるチアゾリジン誘導体によりマウス脂肪細胞で発現が抑制される遺伝子群のなかから発見され，インスリン抵抗性惹起因子として知られている．一方，ヒトでレジスチンは主にマクロファージで発現しており，脂肪組織でも脂肪組織内のマクロファージで発現が認められる．血中レジスチン濃度は肥満に伴い上昇するが，肥満以外にも関節リウマチや炎症性腸疾患などの炎症性疾患で上昇することが報告され，炎症と代謝疾患を結びつけるメカニズムのひとつとして注目されている．

文献 1) Halaas, J. L. et al.：*Science*, **269**：543〜546, 1995.
2) Hotamisligil, G. S. et al.：*Science*, **259**：87〜91, 1993.
3) Shimomura, I. et al.：*Nat Med*, **2**：800〜803, 1996.
4) Schwartz, D. R. et al.：*Trends Endocrinol Metab*, **22**：259〜265, 2011.

〔海老原　健〕

adiponectin

アディポネクチン（Ad）

基準値
現状，定まった基準値はなく検査施設や測定法などにより5〜10 μg/mlや2〜20 μg/mlなどとされている．

どんな検査か？
アディポネクチンは脂肪細胞から分泌されるアディポサイトカインのなかで代表的な善玉アディポサイトカインで，インスリン抵抗性や動脈硬化性疾患のリスク度を反映する値として用いられる．

どんなときに調べるか？
保険収載外であり，必ず調べなければいけない病態が存在する検査項目ではない．

血中アディポネクチン濃度は一般的に女性に高値であり，内臓脂肪の面積と血中アディポネクチン濃度には負の相関がある．血中アディポネクチン濃度が低いほど2型糖尿病発症リスク・冠動脈疾患発症リスクが高まる[1]（図1）[2〜4]．

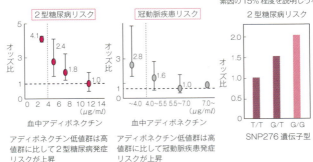

図1　アディポネクチンと各疾患リスクの関係（文献2〜4より）

血中アディポネクチン濃度はグルコースクランプ法で測定したインスリン感受性指標と正相関する[1]．日本人にはアディポネクチン低値の遺伝子多型が多く[4]，これに肥満をもたらす環境因子が加わりアディポネクチンの作用不足に至り，インスリン抵抗性やメタボリックシンドローム，2型糖尿病をもたらし，動脈硬化を直接的・間接的に引きおこす一因になっている[5]（図2）．

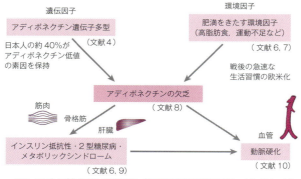

図2 アディポネクチンの遺伝的・後天的欠乏は2型糖尿病・メタボリックシンドローム・動脈硬化の主要な原因である（文献4, 6～10より）

♥ 何がわかるか？

血中アディポネクチン濃度は肥満で低下，特に内臓脂肪型肥満で低下する[11]．マウスのDNAチップを用いた検討からアディポネクチンは小型脂肪細胞に多く発現していること明らかになっており，アディポネクチン欠損マウスにアディポネクチンを補充すると肝臓と骨格筋における脂肪酸燃焼の促進や，同組織内の中性脂肪の低下がもたらされ，インスリン抵抗性の改善と高中性脂肪血症の改善が認められる[6]．

ヒトにおいても血中アディポネクチン濃度は冠動脈疾患患者や大血管症を合併した2型糖尿病患者において年齢・肥満とは独立して低下している[12,13]．男性で4μg/ml未満の症例では冠動脈疾患罹患に対する危険度は有意に2倍以上上昇し[14]，血中アディポネクチン濃度が高い症例ではほかの冠危険因子の影響を補正したうえで初発の心筋梗塞の発症率が有意に低下している[15]．

アディポネクチンには血中に3量体・6量体・高分子多量体（HMW）の3種類の多量体が存在しており，HMWが最も抗動脈硬化作用が強いと考えられている[16]．アディポネクチンの受容体もAdipoR1，AdipoR2の2種類がクローニングされており[17]，AdipoR1は骨格筋に多く，AdipoR2は肝臓や血管内皮に多く発現し，PPARαの活性化などのさまざまな経路を通じて

インスリン抵抗性を改善している[18,19].

チアゾリジン誘導体は脂肪細胞分化の主調節因子であるPPARγの強力なアゴニストであり[20],脂肪細胞の分化を促進し,大型脂肪細胞のアポトーシスを促進し,小型脂肪細胞を増加させ,血中アディポネクチン濃度を上昇させる.そのほかにTNFαの分泌抑制,遊離脂肪酸の分泌抑制,11βHSD-1発現抑制を通じた不活性型コルチゾンの活性型への変換抑制などの作用があり,インスリン抵抗性を改善させている[21~24].

また子宮内膜がんや乳がんにおいて血中アディポネクチン濃度が低下しているという報告があり[25,26],動物実験でもアディポネクチンが腫瘍の血管新生抑制作用をもつという報告がある[27]が,これらが直接作用なのか間接作用なのか,また因果関係があるのかは明らかになっておらず,今後の研究が待たれる.

どう読むか？

- 血中アディポネクチン濃度が低値の場合にはメタボリックシンドローム・糖尿病・高血圧症・脂質代謝異常などの動脈硬化性疾患のリスクの評価を行う.血中アディポネクチン濃度は内臓脂肪の蓄積を反映するため,数値の変化は内臓脂肪の蓄積量の変化を表し,食事療法や運動療法などを間接的に評価していると考えられる.実臨床で評価する際には,数値そのものを議論するのとあわせ変化にも注意が必要である.

何に注意すればよいか？

低値の場合は冠動脈疾患の評価を検討する.

文献
1) Weyer, C. et al.：*J Clin Endocrinol Metab*, **86**：1930~1935, 2001.
2) Spranger, J. et al.：*Lancet*, **361**：226~228, 2003.
3) Kumada, M. et al.：*Arterioscler Thromb Vasc Biol*, **23**：85~89, 2002.
4) Hara, K. et al.：*Diabetes*, **51**：536~540, 2002.
5) Kadowaki, T. et al.：*J Clin Invest*, **116**：1784~1792, 2006.
6) Yamauchi, T. et al.：*Nat Med*, **7**：941~946, 2001.
7) Yamauchi, Y. et al.：*Nat Med*, **30**：221~226, 2002.
8) Kubota, N. et al.：*J Biol Chem*, **277**：25863~25866, 2002.
9) Yamauchi, T. et al.：*Nat Med*, **8**：1288~1295, 2002.
10) Yamauchi, T. et al.：*J Biol Chem*, **278**：2461~2468, 2003.
11) Arita, Y. et al.：*Biochem Biophys Res Commun*, **257**：79~83,

1999.
12) Ouchi, N. et al. : *Circulation*, **100** : 2473~2476, 1999.
13) Hotta, K. et al. : *Arterioscler Thromb Vasc Biol*, **20** : 1595~1599, 2000.
14) Kumada, M. et al. : *Arterioscler Thromb Vasc Biol*, **23** : 85~89, 2003.
15) Pischon, T. et al. : *JAMA*, **291** : 1730~1737, 2004.
16) Hada, Y. et al. : *Biochem Biophys Res Commun*, **356** : 487~493, 2007.
17) Yamauchi, T. et al. : *Nature*, **423** : 762~769, 2003.
18) Iwabu, M. et al. : *Nature*, **464** : 1313~1319, 2010.
19) Yamauchi, T. et al. : *Nat Med*, **13** : 332~339, 2007.
20) Yki-Järvinen, H. : *N Engl J Med*, **351** : 1106~1118, 2004.
21) Okuno, A. et al. : *J Clin Invest*, **101** : 1354~1361, 1998.
22) Guan, H. P. et al. : *Nat Med*, **8** : 1122~1128, 2002.
23) Maeda, N. et al. : *Diabetes*, **50** : 2094~2099, 2001.
24) Berger, J. et al. : *J Biol Chem*, **276** : 12629~12635, 2001.
25) Dal Maso, L. et al. : *J Clin Endocrinol Metab*, **89** : 1160~1163, 2004.
26) Miyoshi, Y. et al. : *Clin Cancer Res*, **9** : 5699~5704, 2003.
27) Brakenhielm, E. et al. : *Proc Natl Acad Sci USA*, **101** : 2476~2481, 2004.

〔羽田裕亮・山内敏正〕

bone mineral density

骨塩定量（骨密度）

基準値

脆弱性骨折のないものでは，若年成人平均値（young adult mean：YAM）70％以下もしくは－2.5 SD 以下を骨粗鬆症とする．

骨密度値が YAM の－2.5 SD より大きく－1.0 SD 未満の状態を骨量減少と呼ぶ（図）．

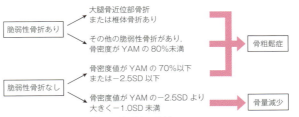

図 骨塩定量（骨密度）と骨粗鬆症の診断

どんな検査か？

- 現在のゴールドスタンダードは DEXA 法（dual-energy X-ray absorption，二重エネルギーエックス線吸収測定法）で，骨内のミネラル組織を定量する．
- 骨折の発生率の高さと臨床的重要性から腰椎正面と大腿骨頸部が用いられることが多い．装置設置の簡便さから，橈骨遠位端 1/3 で測定されることもある．
- 中手骨 MD 法，踵骨超音波法（厳密には骨評価装置）も一般には使用されているが，感度・特異度は DEXA 法に比較すると大きく劣る．末梢骨定量的 CT 法（pQCT 法）も，一部の専門施設では可能である．

どんなときに調べるか？

- 骨粗鬆症は加齢と閉経に強く関係するため，閉経後女性は少なくとも 5 年に 1 度は測定が望ましい．
- 脆弱性骨折を発症した際にも測定が望まれる．
- 骨粗鬆症の薬物治療中には最低限 2 年に 1 度は測定が望ましい．

何がわかるか？

- 骨ミネラル量の低下による骨脆弱性が予測できる．
- ビスホスホネート薬，抗 RANKL（receptor activator of nuclear

factor-kappaB ligand）抗体などの骨吸収抑制薬の薬剤効果判定に，骨密度上昇の程度を調べることが有用である．

🗨 どう読むか？

- 骨密度の低下は，機械的な骨強度の低下に直結するため，積極的な治療が望ましい．
- 糖尿病患者では，酸化ストレスと終末糖化産物の沈着とにより，同じ骨密度でも非糖尿病集団よりも骨折の発生率が高くなることが知られている．
- 骨量減少域にある非脆弱性骨折患者では，糖尿病を有することをリスクが一段階高い状態として評価することが提案されている．

❗ 何に注意すればよいか？

- 椎体圧迫骨折を有する患者，腹部大動脈石灰化を有する患者では見かけ上高骨密度となることがある．
- 複数の箇所で測定した骨密度値が異なる場合は，最低値を示した場所で判定する．
- 加齢により骨密度は自然に低下するので，治療中経年的に骨密度が低下しなければある程度は有効であると考える．
- 男性の骨密度は，原則として大腿骨頸部で測定する．

> **保険**　【DEXA法による腰椎撮影】360点（同一日にDEXA法により大腿骨撮影も行った場合には，大腿骨同時撮影加算として，90点を所定点数に加算）
> 【MD法，SEXA法等】140点
> 【超音波法】80点

> **文献**
> 1) 友光達志・他：図説DXAによる骨量測定－腰椎と大腿骨近位部．ライフサイエンス出版，2013.
> 2) 原発性骨粗鬆症診断基準改訂検討委員会：原発性骨粗鬆症の診断基準（2012年度改訂版）．Osteoporosis Jpn, **21**（1）：9～21, 2013.

〈鈴木敦詞〉

chloresterol

コレステロール① [総コレステロール,HDLコレステロール, non-HDLコレステロール,LDLコレステロール]

📊 基準値
日本動脈硬化学会による糖尿病患者の粥状動脈硬化関連疾患1次予防と2次予防のためのLDLコレステロール値,non-HDLコレステロール値,HDLコレステロール値の管理基準を表に示す(各評価項目の詳細は後述).

表 糖尿病患者の脂質管理目標値

管理対象	脂質管理目標値(mg/d*l*)		
	LDLコレステロール	non-HDLコレステロール	HDLコレステロール
1次予防	<120	<150	≧ 40
2次予防	<100	<130	≧ 40

➕ どんな検査か?

糖尿病患者における大血管合併症のリスクの第一は脂質異常症であることが,英国のUKPDSやわが国のJDCSなどの大規模臨床研究から明らかにされている.したがって糖尿病患者では血糖とともにコレステロールやトリグリセリドといった脂質を管理することはきわめて重要である.

👁 どんなときに調べるか?(どのコレステロールを測定するか?)

コレステロールに関しては測定項目として総コレステロール,LDLコレステロール,HDLコレステロールの3種類と,評価項目としてこれらにnon-HDLコレステロールを加えた4種類がある.脂質管理においてはこのなかで空腹時に総コレステロールとHDLコレステロールを測定し,LDLコレステロール値(算出法は後述)とHDLコレステロール値で評価することが推奨されている.しかしながら,糖尿病患者のなかには空腹時の採血が難しい場合やトリグリセリド値が著明に高値である場合があり,その際には総コレステロールとHDLコレステロールを測定し,non-HDLコレステロール値とHDLコレステロール値を評価することが勧められる.

📕 どう読むか?

- 血液中のコレステロールはリポ蛋白として存在し,空腹時の分布を模式的に図に示した.空腹時の血液中の総コレステロールはVLDL(超低比重リポ蛋白)とLDL(低比重リポ蛋白)とHDL(高比重リポ蛋白)とに含まれるコレステロールの総和である.一方,空腹時のトリグリセリドはほとんどがVLDLに含まれている.しかも,VLDLに含まれるトリグリセリドとコレステロ

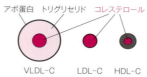

図　空腹時の血中リポ蛋白の種類と脂質構成

ールの関係は5：1であることが知られているので，LDLコレステロールを評価するには総コレステロールからHDLコレステロールとVLDLコレステロール，つまりトリグリセリドの1/5を引けばよい．すなわちLDLコレステロール＝総コレステロール－HDLコレステロール－トリグリセリド/5というFriedwaldの式を用いて評価できる．しかしながら，食後やトリグリセリド値が350 mg/dlを超えるような場合には評価不能なので，代わりに総コレステロール値からHDLコレステロール値を引いたnon-HDLコレステロール値を用いる．

保険　【総コレステロール】検査料17点
【HDL-コレステロール】検査料17点
【LDL-コレステロール】検査料18点
／生化学的検査（Ⅰ）判断料144点

（西尾善彦）

choresterol

コレステロール② [リポ蛋白分画, コレステロール分画]

基準値

リポ蛋白分画（アガロースゲル電気泳動）
　　HDL（α分画）男性 29～50％，女性 34～53％
　　LDL（β分画）男性 30～55％，女性 33～53％
　　VLDL（pre-β分画）男性 8～29％，女性 3～23％
リポ蛋白分画（ポリアクリルアミドゲル電気泳動[PAGE]，精密測定）
　　HDL 男性 22～50％，女性 26～53％
　　LDL 男性 44～69％，女性 42～65％
　　VLDL 男性 5～20％，女性 4～17％
コレステロール分画
　　HDL コレステロール 23～48％
　　LDL コレステロール 47～69％
　　VLDL コレステロール 2～15％

どんな検査か？

- 血清リポ蛋白は超遠心法を用いて比重の軽い順にカイロミクロン（CM），超低比重リポ蛋白（VLDL），中間比重リポ蛋白（IDL），低比重リポ蛋白（LDL），高比重リポ蛋白（HDL）と呼称する．日常臨床では電気泳動法にて測定し，その支持体としてアガロースもしくはポリアクリルアミドを用いる．
- アガロースゲル電気泳動法ではリポ蛋白がアポ蛋白の電荷で分離され，αリポ蛋白，βリポ蛋白，pre-βリポ蛋白と呼称する．αリポ蛋白は HDL と，βリポ蛋白は LDL と，pre-βリポ蛋白は VLDL とおおむね一致する．CM は泳動されず塗布点（原点）に残るため定量性は低い．
- ポリアクリルアミドゲル電気泳動法は HDL，LDL，VLDL の分離がアガロースゲル電気泳動と比べて明確であり，定量性に優れている．
　※本稿では理解を容易にするため，できるかぎりαリポ蛋白を HDL，βリポ蛋白を LDL，pre-βリポ蛋白を VLDL と読み替えることとする．

どんなときに調べるか？

- リポ蛋白分画は個体におけるリポ蛋白代謝の全体像を概観するため，脂質異常症（高脂血症）がみられるときに検査する．脂質異

常症の病型を診断でき，リポ蛋白代謝異常のメカニズムが予想できる．

🔵 どう読むか？

- リポ蛋白の電気泳動により高脂血症の WHO 分類が容易になる．LDL のみの増加はⅡa 型高脂血症と診断する．LDL に加え VLDL が増加していればⅡb 型高脂血症と診断する．VLDL のみが増加していればⅣ型高脂血症と診断する．

- Ⅱb 型とⅢ型高脂血症では血清コレステロールと中性脂肪がともに増加する．IDL は泳動上 LDL と VLDL のあいだにあり，IDL が増加するⅢ型高脂血症では pre-β と β が境目のない broad β を形成することから両者の鑑別ができる．

- HDL の軽度上昇は臨床的意義がない場合が大部分であるが，コレステロールエステル転送蛋白（CETP）欠損の場合も高 HDL 血症となる．著明な低 HDL 血症は ABCA1 欠損(タンジール病)，Apo A-Ⅰ欠損，リポ蛋白リパーゼ（LPL）欠損など遺伝子欠損でみられる．またインスリン抵抗性がある場合に軽度低下する．

- 電気泳動法では CM の定量性は低いが，健常人の空腹時には血中に出現しないため空腹時に CM が存在すればⅠ型高脂血症もしくはⅤ型高脂血症と診断できる．Ⅰ型は CM 増加のみがみられ他分画は正常，Ⅴ型では VLDL も増加している．

- インスリン抵抗性がある場合には LPL 活性低下による VLDL の増加に加え，VLDL や CM 由来の HDL 生成低下がおこる．このためメタボリックシンドロームや糖尿病では高中性脂肪血症や低 HDL 血症をみる．

- PAGE 法では LDL の相対移動度（RM：VLDL のピーク位置を 0 とし，HDL のピークを 1 とした場合の LDL ピークの位置）から LDL サイズを推定できる．RM 測定により RM 0.10～0.18 区間を IDL，RM 0.18～0.40 区間を native LDL，RM 0.40 以上を small dense LDL とする．

🔴 何に注意すればよいか？

- リポ蛋白分画（アガロースゲル電気泳動）とコレステロール分画はともに電気泳動までは同じ操作である．前者では脂質染色剤（Fat Red 7 B）ですべての脂質を，後者ではコレステロールを染色しデンシトメータで測定する．これらの分画測定では各リポ

蛋白中の脂質を測定していることを理解しておく．
- いずれの電気泳動法においても CM は原点から移動しないため定量性はほかの分画と比して劣っている．

保険 【リポ蛋白分画】49点
【リポ蛋白分画（PAGディスク電気泳動法）】80点
【コレステロール分画】57点
／生化学的検査（Ⅰ）判断料144点

文献 1) 古田　格・他：臨床病理，**49**：1039～1044，2001．
2) 井上郁夫：日本医事新報，**4527**：51～58，2011．

（上硲俊法）

apolipoprotein

アポリポ蛋白［Apo A-I, A-II, B-100, C-II, C-III, E］

基準値

表 主なアポリポ蛋白

	分子量	アミノ酸残基数	含有される主なリポ蛋白	基準範囲（単位：mg/dl）
Apo A-I	28,200	243	HDL, CM	M119〜155, F126〜165
Apo A-II	17,700	77	HDL, CM	M25.9〜35.7, F24.6〜33.3
Apo B-100	549,000	4,536	VLDL, IDL, LDL	M73〜109, F66〜101
Apo C-II	8,800	79	CM, VLDL, HDL	M1.8〜4.6, F1.5〜3.8
Apo C-III	8,800	79	CM, VLDL, HDL	M5.8〜10.0, F5.4〜9.0
Apo E	34,000	299	CM, VLDL, IDL, HDL	M2.7〜4.3, F2.8〜4.6

Apo：アポリポ蛋白，CM：カイロミクロン，VLDL：超低比重リポ蛋白，IDL：中間比重リポ蛋白，LDL：低比重リポ蛋白，HDL：高比重リポ蛋白，M：男性，F：女性

どんなときに調べるか？

- 脂質異常症の表現型の診断が困難な場合（IIb型とIII型の鑑別，IIb型と重症IV〜V型の鑑別など）
- リポ蛋白の出現が疑われる場合（胆汁うっ滞時のLp-X, 大型なアポリポ蛋白［Apo］EリッチHDLなど）
- 低HDL-C血症の鑑別診断

どう読むか？

- Apo A-IおよびA-II（特にA-I）

  高値はコレステロールエステル転送蛋白（CETP）欠損症を鑑別する．

  低値を示す疾患としてはタンジール病，魚眼病，レシチンコレステロールアシルトランスフェラーゼ（LCAT）欠損症，Apo A-Iミラノ（低値ながら動脈硬化を抑制する），肝疾患，慢性腎臓病，糖尿病などである．

- Apo B

  高値の場合はネフローゼ・慢性腎炎，糖尿病，冠動脈心疾患（CHD）などがある．低値の場合には肝機能障害，家族性の低βリポ蛋白血症や無βリポ蛋白血症などがある．

- Apo C-IIとC-III

  高トリグリセリド（TG）血症の場合に高値を示す．高カイロミクロン血症の場合，リポ蛋白リパーゼ（LPL）の補酵素であるApo C-II欠損症（Apo C-II濃度が感度以下に低下）に留意する．

- Apo E
  高 TG 血症では高値を示す．Ⅲ型高脂血症では顕著に高くなる．肝障害により LCAT 活性が低下して未成熟な HDL が増加すると高値となる．原発性胆汁性肝硬変や胆汁うっ滞などでも高くなる．

❗ 何に注意すればよいか？

- Apo A-Ⅰと A-Ⅱは HDL 以外にもカイロミクロンに少し存在する．
- Apo A-Ⅰ値と HDL-C 値はよく相関する．
- LDL のアポリポ蛋白はおおむねアポリポ蛋白 B のみである．
- Apo B/LDL-C 比が 1 以上の場合，small dense LDL の存在が考えられ，ときに家族性複合型高脂血症がみられる．
- 非空腹時の Apo B/Apo A-Ⅰ比がほかの脂質データよりも優れた CHD リスク指標であり，特にアジアにおいては心筋梗塞の人口寄与リスクは高い．
- 高カイロミクロン血症の場合，Ⅰ型高脂血症では LPL 欠損症が多く，Ⅴ型では LPL 欠損症とともに ApoC-Ⅱ欠損症が比較的多い．また高カイロミクロン血症では動脈硬化ではなく膵炎に留意する必要がある．
- Apo E は LDL 以外のリポ蛋白全体に存在する．
- Apo E には E2，E3，E4 の 3 種の主要なアイソフォームがあるが，E3 が約 80％を占めている野生型である．
- 動脈硬化リスクが高いⅢ型高脂血症の診断には Apo E2/E2 ホモ型の確認が必要であるが，Apo E /TC ≧ 0.05 も診断基準に挙げられている．
- Apo E4 は高 LDL コレステロール血症や CHD との関連があるとともに，ヘテロで 3 倍，ホモで 12 倍にアルツハイマー病の発症リスクが高まる．

保険 【アポリポ蛋白】検査料　イ　1項目の場合　31点，ロ　2項目の場合　62点，ハ　3項目以上の場合　94点
／生化学的検査（Ⅰ）判断料144点
免疫比濁法（TIA）で測定される．複数のApoの測定は臨床的に有用性を発揮する．

文献 1) 日本動脈硬化学会　動脈硬化診療・疫学委員会：動脈硬化性疾患予防ガイドライン2012年版.

2) 吉田　博：日本臨床, **71**（Suppl 3）：160～165, 2013.
3) 日本臨床検査医学会　ガイドライン作成委員会：臨床検査のガイドラインJSLM2012.
4) 吉田　博：糖代謝検査, 脂質代謝検査. 今日の臨床検査2015-2016（櫻林郁之介監修）. 南江堂, 2015, pp.140～169.
5) 吉田　博：第3章生化学的検査Ⅰ. 最新検査・画像診断事典（宮澤幸久, 米山彰子, 日本臨床検査医学会編）. 医学通信社, 2014, pp.48～79.

〔吉田　博〕

free fatty acid　　　　　　　　　　　　　　　　　　　　　　検 血清

遊離脂肪酸（FFA）

基準値　140〜850 μEq/l

どんな検査か？

- 静脈血中の濃度を測定する．
- 生理的にはFFAは，空腹状態で高値であるが食後に低下する．
- 糖尿病，脂質異常症，メタボリックシンドロームなどの病態を把握する．また，血中FFAを上昇させるホルモン（アドレナリン，ノルアドレナリン，副腎皮質刺激ホルモン［ACTH］，甲状腺刺激ホルモン［TSH］，成長ホルモン［GH］，副腎皮質ホルモン，グルカゴンなど）が存在することから，異常高値ではこれらのホルモン異常が考慮される．

どんなときに調べるか？

確定診断のために行われる検査ではない．しかし，血中濃度の変動は病態を把握し，理解するうえで参考となる．

何がわかるか？

高値　肥満，糖尿病，先端巨大症，甲状腺機能亢進症，褐色細胞腫，クッシング病・クッシング症候群，急性心筋梗塞，肝障害，妊娠，飢餓

低値　汎下垂体機能低下症，アジソン病，甲状腺機能低下症，インスリノーマ

何に注意すればよいか？

- 妊婦では尿中ケトン体が陽性となることがあり，このようなときには血中FFAが上昇している．これは脂肪組織からの脂肪動員（後述）による．摂食後には低下するが，これは食後血糖の上昇に応じて分泌されるインスリンによってFFAが組織内に取り込まれる結果である．
- 肥満者ではインスリン作用が低下するため，FFAの組織内取り込みが減弱して食後の血中FFAの低下が障害されている．
- 以上のような変化はシンドロームXの主体をなすものとして考えられた．現在は，このような変化はいわゆるメタボリックシンドロームの病態として認められる．
- 糖尿病ケトーシスではインスリン欠乏・作用不足により脂肪組織のトリグリセリドが異化分解され遊離脂肪酸として血中に遊離される（脂肪動員）ことから，著明な高値となる．高血糖の是正とともに血中FFA値は低下する．

- インスリン以外の各種ホルモンはこの脂肪動員の方向に作用する．したがってアドレナリン，ノルアドレナリン，ACTH，TSH，GH，副腎皮質ホルモン，グルカゴンなどは血中FFAを上昇させる．

文献 1) Reaven, G. M. : *Diabetes*, **37** (12) : 1595～1607, 1988.

（及川眞一）

fatty acids 検 血漿，血清

脂肪酸分画

基準値

アラキドン酸（AA，ω6系）：62〜155 μg/ml
ジホモ-γ-リノレン酸（DHLA，ω6系）：12〜49 μg/ml
エイコサペンタエン酸（EPA，ω3系）：10〜120 μg/ml
ドコサヘキサエン酸（DHA，ω3系）：62〜228 μg/ml
EPA/AA比：0.05〜0.61

どんな検査か？

- EPAは北欧に住むイヌイットの住民調査で注目された脂肪酸の一種である．イヌイットでは動脈硬化性疾患が少なく，むしろ易出血性疾患が多いことから，EPAは抗動脈硬化性に作用することが想定され，抗炎症性作用，抗血栓性作用を示すことが実験的・臨床的に示されてきた．

- わが国での介入試験においてもスタチンへのEPA追加投与は冠動脈疾患，脳血管障害を有意に抑制した（JELIS）．また，住民を対象としたコホート研究でも血中EPA濃度が上昇する魚食を多く摂取している住民では動脈硬化性疾患発症が有意に少ないことが認められ，EPAの作用であることが想定されている．

- 一方，AAは細胞膜リン脂質の構成要素のひとつであるが，ホスホリパーゼA2の作用によって遊離され，エイコサノイド（プロスタグランジン・トロンボキサン・ロイコトリエンなど）に変換される．いわゆるアラキドン酸カスケード反応である．この一連の反応では血小板の粘着凝集が促進されて血栓形成性に作用する．このような反応は動脈硬化惹起性であると考えられる．

- したがって，EPA/AA比は動脈硬化性疾患に対する防御系と促進系の比率ということができる．ω3系の和とω6系の和との比について検討された成績はなく，臨床的にはEPA/AA比で評価する．

どんなときに調べるか？

- これらの脂肪酸は生体内では合成されないため，食物から得なければならない，いわゆる必須脂肪酸である．これらの必須脂肪酸は生理活性をもったものであり，生体を構成する重要な物質である．生活習慣上，これらの脂肪酸がどの程度摂取されているかの目安として評価することができる．また，動脈硬化性疾患の予防としての生活習慣改善を指導するツールとして用いることができる．

- 動脈硬化性疾患がすでに発症している例やそのリスクが高い例では測定値を参考にすることができるが，適応疾患が限られていることに注意が必要である．

♥ 何がわかるか？

低値 動脈硬化症，レシチンコレステロールアシルトランスフェラーゼ（LCAT）欠損症，脳梗塞，血栓症

保険 【脂肪酸分画】429点／生化学的検査（Ⅱ）判断料144点

文献
1) Yokoyama, M. et al.：*Lancet*, **369**（9567）：1090～1098, 2007.
2) Iso, H. et al.：*Circulation*, **113**（2）：195～202, 2006.

(及川眞一)

lipoprotein

リポ蛋白 [RLP-C, Lp(a)]

基準値
RLP-コレステロール (RLP-C)：7.5 mg/dl 以下
リポ蛋白 (a) (Lp [a])：30 mg/dl 以下

どんな検査か？

RLP-C
レムナントリポ蛋白-コレステロール (RLP-C) は TG リッチリポ蛋白を特異抗体により分離し，そのコレステロール濃度を測定する方法である．

Lp(a)
低比重リポ蛋白 (LDL) のアポ蛋白 B100 にアポ (a) が結合したリポ蛋白であり，種々の表現型 (アイソフォーム) が存在する．Lp (a) 濃度は食事や運動により影響されず，遺伝的に規定された動脈硬化性疾患の危険因子である．

どんなときに調べるか？

レムナントリポ蛋白 (レムナント) と Lp (a) はいずれも動脈硬化惹起性リポ蛋白であり，動脈硬化性疾患の危険因子を評価する際に RLP-C，Lp (a) を測定する．

レムナントの半定量的同定にはアガロースゲル電気泳動法やポリアクリルアミドゲル電気泳動法が有用であるが，レムナントの定量測定には RLP-C 測定が有用である．

どう読むか？

RLP-C
- レムナントとは "遺残" という意味であり，リポ蛋白が代謝を受けて変化した中間の代謝産物である小腸由来のカイロミクロンレムナントや肝臓由来の超低比重リポ蛋白 (VLDL) レムナントを表す．
- レムナントは酸化変性を受けずにマクロファージに取り込まれ，血管内膜下に侵入しやすいことが知られており，その増加は動脈硬化進展の機序として重要である．
- 正常の脂質代謝ではレムナントは速やかに代謝されるが，TG リッチリポ蛋白の産生増加や異化が遅延した状態ではレムナントが蓄積する．
- 空腹時および脂肪摂取後の RLP-C は頸動脈内膜中膜肥厚度と相関すること[1]，高 RLP-C 患者では冠動脈疾患再発率が高値であ

ること[2]，冠動脈疾患患者では食後のRLP-Cが高値であること[3]などが報告されている．

Lp（a）
- 低比重リポ蛋白（LDL）のアポ蛋白B100にアポ（a）と呼ばれるアポ蛋白がジスルフィド（S-S）結合してできたリポ蛋白である．
- プラスミノーゲンと類似構造を有する．
- プラスミノーゲンが凝固因子に結合する際に競合阻害をおこすことで線溶系を抑制し，血液凝固を引きおこす．
- 冠動脈疾患や脳梗塞などの動脈硬化血栓症を引きおこすことが知られている．

❗ 何に注意すればよいか？

RLP-C
- 通常早朝空腹時に測定を行う．
- 食後高脂血症の評価には食事摂取後の継時的測定が有用である．
- 免疫吸着法による測定法（JIMRO）と新たに開発されたホモジニアス法による測定法（メタボリード RemL-C）がいずれもRLP-Cとして保険収載されている．
- 2型糖尿病やメタボリックシンドローム，家族性Ⅲ型高脂血症や家族性複合型高脂血症などでRLP-C濃度が上昇する．
- 治療としては食事療法と運動療法が基本となる．薬物療法としては，フィブラートが有効であり，HMG-CoA還元酵素阻害薬（スタチン）やエゼチミブにも低下効果がある．

Lp（a）
- 分子構造の違いにより種々の表現型（アイソフォーム）が存在する．
- 血中Lp（a）濃度は環境要因による影響は少なく，90％は遺伝的に規定されている．
- Lp（a）濃度は新生児では著しく低値であるが，生後緩徐に増加し，1歳以降は成人値に達してその後はほぼ一定である．
- 人種差が少なく，数値の変動も少ない．妊娠中は高値を示す．
- スタチンではほとんど変化しないが，ニコチン酸は低下させることが知られている．

保険 【レムナント様リポ蛋白コレステロール（RLP-C）】191点（3カ月に1回）
【リポ蛋白（a）】107点（3カ月に1回）
／生化学的検査（Ⅰ）判断料144点

文献 1) Karpe, F. et al.：*J Lipid Res*, **42** (1)：17〜21, 2001.
2) Kugiyama, K. et al.：*Circulation*, **99** (22)：2858〜2860, 1999.
3) Tanaka, A.：*J Athiroscler Thromb*, **11** (6)：322〜329, 2004.

（林　俊行・平野　勉）

thyroid hormone

甲状腺関連

[TSH, FT₃, T₃, FT₄, T₄, TPO-Ab, Tg-Ab, TRAb, TSAb, Tg, TBG]

基準値

甲状腺刺激ホルモン(TSH):0.54～4.54 μU/ml
遊離トリヨードサイロニン(FT₃):2.1～4.2 pg/ml
トリヨードサイロニン(T₃):90～170 ng/dl
遊離サイロキシン(FT₄):0.97～1.72 pg/dl
サイロキシン(T₄):6.3～12.4 μg/dl
抗甲状腺ペルオキシダーゼ抗体(TPO-Ab):16 IU/ml 未満
抗サイログロブリン抗体(Tg-Ab):28 IU/ml 未満
抗TSHレセプター抗体(TRAb):2.0 IU/l 未満
甲状腺刺激抗体(TSAb):180%以下
サイログロブリン(Tg):30.0 ng/ml 以下
サイロキシン結合グロブリン(TBG):14.0～29.4 μg/ml
※検査施設によって若干の違いがある

どんな検査か？

- 甲状腺機能状態を判定するにはTSH,FT₃,FT₄の組み合わせが有用である.

どう読むか？

- TSHが低ければ甲状腺機能亢進症,高ければ甲状腺機能低下症を疑う(ただし,視床下部,下垂体に異常があればTSHのみでは判定できない).
- TSHが低く,FT₄が高ければ甲状腺機能亢進症を疑う.FT₄は正常でもFT₃が高い甲状腺機能亢進症(T₃ dominant thyrotoxicosis)もある.
- TSHが高くFT₄が低ければ甲状腺機能低下症を疑う.FT₃は正常範囲のこともある.
- TSH,FT₄が正常でFT₃のみが低い場合 low T₃ syndrome を疑う.高血糖や術後,心筋梗塞などでこのような検査値を呈することがある.
- T₃,T₄は結合蛋白(サイロキシン結合グロブリン[TBG],プレアルブミン,アルブミン)の影響を受けるので,最近はあまり使われなくなっている.妊娠中やエストロゲン製剤でTBGが上昇し,T₃,T₄の上昇を来すことがある.
- TPO-Ab,Tg-Abが陽性であれば慢性甲状腺炎と診断される.慢性甲状腺炎における陽性率はそれぞれ95%程度である.慢性甲状腺炎は甲状腺機能低下症の原因の90%以上を占めるが,慢性甲状腺炎が必ずしも低下症になるわけではない.成人女性の

10%以上が抗体陽性である.
- TRAb, TSAbが陽性であればバセドウ病を強く疑う. TSH, FT$_3$, FT$_4$が正常でもTRAb, TSAbが陽性で眼球突出などバセドウ病特有の眼症状を伴うことがある（ユーサイロイドグレーブス病）.
- TRAb, TSAbが陰性でTSH低値, FT$_3$, FT$_4$高値の際は甲状腺の破壊による甲状腺中毒症が疑われる. TPO-Ab, Tg-Abが陽性であれば慢性甲状腺炎に伴う無痛性甲状腺炎, 甲状腺に圧痛があり自己抗体が陰性の際は亜急性甲状腺炎を疑う. 甲状腺の破壊に伴いTgが上昇する.
- 甲状腺腫瘍のときはTgを測定する. ただし, Tg-Abが陽性の場合は判定が難しいことがある. 良性悪性は区別できない.
- 甲状腺に腫瘍がありTSH低値, FT$_3$, FT$_4$高値で自己抗体が陰性の場合は機能性腺腫（プランマー病, 機能性腺腫様甲状腺腫）を疑う.

❗ 何に注意すればよいか？

- 甲状腺疾患は比較的頻度の高い疾患なので, 見落とすことがないよう注意が必要である.
- 特に, 糖尿病のコントロールが悪化した場合, 脂質異常が認められるときには評価をすることが必要である.
- 臨床症状や一般生化学検査や末梢血検査で診断が可能なことも多いが, 確定診断には血液検査などが必要である.
- 1型糖尿病では高頻度に自己免疫性甲状腺疾患が合併する.
- 高血糖状態などではlow T$_3$ syndromeといわれる病態があるので注意を要する.

保険 【甲状腺刺激ホルモン（TSH）】検査料110点,【遊離トリヨードサイロニン（FT$_3$）】検査料134点,【遊離サイロキシン（FT$_4$）】検査料134点,【トリヨードサイロニン（T$_3$）】検査料108点,【サイロキシン（T$_4$）】検査料114点,【サイログロブリン】検査料137点,【サイロキシン結合グロブリン（TBG）】検査料134点（FT$_3$とT$_3$あるいはFT$_4$とT$_4$は同時算定ができない. 他のホルモン検査とあわせて3～5項目は410点）
／生化学的検査（Ⅱ）判断料144点
【抗甲状腺ペルオキシダーゼ抗体】検査料146点,【抗サイログロブリン抗体】検査料144点（2項目行った場合は320点）／免疫学的検査判断料144点
【抗TSHレセプター抗体（TRAb）】検査料239点,【甲状腺刺激抗体（TSAb）】検査料350点（TRAbとTSAbの同時算定は不可）
／免疫学的検査判断料144点

（三浦義孝）

parathyroid hormon

副甲状腺関連

[Ca, Intact PTH, Whole PTH, PTHrP, ビタミンD, ALP]

基準値

カルシウム（Ca）：8.7～10.1 mg/dl
Intact PTH：10～65 pg/ml
Whole PTH：8.3～38.7 pg/ml
PTH 関連蛋白（PTHrP）：<1.1 pmol/l
25 水酸化ビタミンD：<20 ng/ml(欠乏)，20～30 ng/ml(不足)
1,25 水酸化ビタミンD：20～60 pg/ml
骨型アルカリホスファターゼ（ALP）：男性 3.7～20.9 μg/l，閉経前女性 2.9～14.5 μg/l，閉経後女性 3.8～22.6 μg/l

どんなときに調べるか？

高 Ca 血症や低 Ca 血症を認めるとき
骨粗鬆症などの代謝性骨疾患を疑うとき

何がわかるか？

原発性副甲状腺機能亢進症の診断
副甲状腺機能低下症の診断
悪性腫瘍に伴う高 Ca 血症の診断
ビタミンD充足状態の評価

どう読むか？

- 血清 Ca 値の評価は，アルブミン濃度で補正する．
 補正血清 Ca(mg/dl)＝実測血清 Ca(mg/dl)＋4－アルブミン(g/dl)
 ただし，血清アルブミン値が 4 以上では補正しない．
- Intact PTH の上昇を伴う高 Ca 血症では原発性副甲状腺機能亢進症を疑う（図）．
- Intact PTH の代わりに Whole PTH で評価することもできるが，いずれか一方で十分である．
- Intact PTH が抑制された高 Ca 血症で，PTHrP の高値を認める場合は，悪性腫瘍に伴う高 Ca 血症を疑う．PTH と PTHrP のいずれも高値でない場合でも悪性腫瘍に伴う高 Ca 血症は否定できないが，サルコイドーシスや副腎不全など，その他の可能性も検討する．
- Intact PTH の低下を伴う低 Ca 血症では副甲状腺機能低下症を疑う．
- 骨粗鬆症を疑う場合には，血清 Ca 値を測定し高 Ca 血症の有無を確認する．

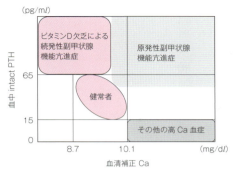

図 Intact PTHとCaとの関係

- 1,25 水酸化ビタミン D の血中濃度の測定は，副甲状腺機能低下症やくる病の特殊な病型が疑われる場合に必要となる．その評価は専門的であり，成書を参照されたい．
- ALP 高値の場合は，主に肝もしくは骨由来であり，骨粗鬆症や骨軟化症などの代謝性骨疾患が疑われる場合は，骨型 ALP を測定する．骨型 ALP 高値では，骨粗鬆症，くる病／骨軟化症，原発性副甲状腺機能亢進症，甲状腺機能亢進症，骨ページェット病，腎性骨異栄養症（繊維性骨炎），転移性骨腫瘍などが疑われる．一般的に骨粗鬆症における骨型 ALP の上昇は，その他の疾患に比べて軽度である．

❗ 何に注意すればよいか？

- 血清アルブミン値が 4 g/dl 未満では実測 Ca 値は過小評価されるため，高 Ca 血症の見落としに注意する．
- 骨密度低値などから骨粗鬆症が疑われる場合でも，副甲状腺機能亢進症が存在すると，骨粗鬆症治療薬のテリパラチドは禁忌であり，活性型ビタミン D 薬の投与も控えるべきである．したがって，高 Ca 血症の有無に注意し，十分に鑑別を行う必要がある．
- 骨粗鬆症において，血清補正 Ca 値と Intact PTH 値からビタミン D 欠乏が疑われる場合は（図），積極的なビタミン D 補充が推奨される．
- 骨型 ALP の著しい高値は，骨粗鬆症以外の骨疾患の存在を示唆するものであり，慎重に診断を進める必要がある．

保険 【カルシウム】検査料11点

【1,25-ジヒドロキシビタミンD_3】検査料400点：慢性腎不全，特発性副甲状腺機能低下症，偽性副甲状腺機能低下症，ビタミンD依存症Ⅰ型もしくは低リン血症性ビタミンD抵抗性くる病の診断時，またはそれらの疾患に対する活性型ビタミンD_3薬による治療中に測定した場合に保険算定できる

／生化学的検査（Ⅰ）判断料144点

【副甲状腺ホルモン（PTH）】検査料180点：原発性副甲状腺機能亢進症，慢性腎不全，ビタミンD欠乏症，ビタミンD依存症，副甲状腺機能低下症．Intact PTH・Whole PTHとも同様．両者を同時に測定しても，算定はいずれか1件のみ

【副甲状腺ホルモン関連蛋白（PTHrP）】検査料194点：高Ca血症を伴う悪性腫瘍

【骨型アルカリホスファターゼ（BAP）】検査料165点：骨粗鬆症，がんの骨転移，原発性副甲状腺機能亢進症，甲状腺機能亢進症，骨ページェット病，腎性骨異栄養症（繊維性骨炎），転移性骨腫瘍，腎性骨異栄養症などの代謝性骨疾患で，ALPと同様に保険算定できる

／生化学的検査（Ⅱ）判断料144点

文献
1) 竹内靖博：副甲状腺機能検査およびその関連項目，臨床検査法提要（金井正光監修）．金原出版，2015，pp.708〜713.
2) 竹内靖博：骨代謝マーカー，臨床検査法提要（金井正光監修）．金原出版，2015，pp.606〜613.

（竹内靖博）

副腎皮質関連①［ACTH，コルチゾール，DHEA-S］

基準値

副腎皮質刺激ホルモン（ACTH）（早朝空腹安静時）：10～60 pg/ml

血中コルチゾール（ECLIA 法）（早朝空腹安静時）：6.2～19.4 μg/dl

尿中遊離コルチゾール（UFC）（RIA 法）：11.2～80.3 μg/日

デヒドロエピアンドロステロンサルフェート（DHEA-S）：表1

表1　血中DHEA-Sの基準値

	年齢（歳）	DHEA-S（μg/dl）
男性	20～29	159～538
	30～39	125～475
	40～49	123～422
	50～59	76～386
女性	20～29	92～399
	30～39	58～327
	40～49	41～218
	50～59	30～201

デキサメタゾン抑制試験（抑制不十分と判定する基準）：表2

表2　overnight デキサメタゾン抑制試験

対象疾患	検査目的	デキサメタゾン内服量（mg）	翌朝血中コルチゾール（μg/dl）
クッシング病*	スクリーニング	0.5	≧5
	確定診断	8	≧前値の1/2
サブクリニカルクッシング病*	スクリーニング	0.5	≧3
	確定診断	8	≧前値の1/2
副腎性クッシング症候群**	（スクリーニング）	1	≧5
	（確定診断）	(8)	(≧5)
副腎性サブクリニカルクッシング症候群**	スクリーニング	1	≧3
	確定診断	8	≧1

*平成21年度厚労省間脳下垂体班基準
**平成7年度厚生省副腎班基準
（　）内：平成7年度厚生省副腎班基準では1 mgで≧5 μg/dlの記載のみ．8 mgで≧5 μg/dlは慣用的な基準．

どんなときに調べるか？

- 副腎皮質機能亢進症または低下症を疑わせる病歴や身体所見があるとき（低血糖・高血糖，電解質異常，2次性糖尿病を疑わせる

症状・所見を含む)
- 視床下部・下垂体・副腎のいずれかの形態異常(腫瘍・腫大・萎縮)があるときに測定する．デキサメタゾン抑制試験は**表2**の病態を鑑別する際に行う．

どう読むか？

- ACTHおよびコルチゾールは必ずペアで測定する(**表3**)．二者の組み合わせにより，
  - ▶高値―高値：ストレス状態か，ACTH依存性クッシング症候群
  - ▶低値―高値：ACTH非依存性(＝副腎性)クッシング症候群か，コルチゾール測定キットに交差性のある外因性ステロイド使用(ACTH抑制とコルチゾール偽高値)
  - ▶高値―低値：原発性副腎皮質機能低下症
  - ▶低値―低値：続発性(＝下垂体性または視床下部性)副腎皮質機能低下症，クッシング症候群の術直後，あるいはコルチゾール測定キットに交差性のない外因性ステロイドによる視床下部下垂体副腎系(HPA系)の抑制

  を第一に疑って，さらなる精査を行う．

- UFCは，血中コルチゾールの細かな変動や血中結合蛋白(CBG)の影響を除いた，生理活性のあるコルチゾールの1日分泌量を評価するのに有用である．

- DHEA-Sは副腎がんや男性化腫瘍で上昇し，副腎性サブクリニカルクッシング症候群(subCS)[1]ではACTHの抑制により低下する．成人で非古典型21水酸化酵素欠損症をまれにみることがあり，高ACTH・低コルチゾール・高DHEA-S血症となる．

- 妊娠中は血中CBGが増加するほか，胎盤でのcorticotropin releasing hormone(CRH)産生のため，生理的に高ACTH高コルチゾール血症となり，UFCも増加する．

何に注意すればよいか？

- 検体採取条件：血中ACTH・コルチゾールは身体的・精神的ストレスで容易に上昇する，早朝高く夜間に低い生理的日内変動もある．このため基本的に早朝空腹安静採血で評価する．正常な日内変動の有無を確認する際には23～24時の安静採血を行い，底値の十分な低下があるかをみる(コルチゾール5μg/dl以下)．

表3 ACTHとコルチゾール値の組み合わせによる病態の鑑別

		血中ACTH		
		低値	基準範囲	高値
コルチゾール（血中・尿中）	高値	○ACTH非依存性クッシング症候群 　副腎皮質腺腫 ACTH非依存性大結節性副腎過形成（AIMAH） 　副腎がん ○外因性ステロイド投与（コルチゾール測定キットに交差性のあるもの＝ヒドロコルチゾン，プレドニゾロン，メチルプレドニゾロンなど）	○同左	○ACTH依存性クッシング症候群 　クッシング病 　異所性ACTH産生腫瘍 ○生理的上昇 　ストレス，感染症，外傷，妊娠など ○偽性クッシング症候群 　精神科的疾患（うつ病など） 　アルコール依存症
	基準範囲	○副腎性サブクリニカルクッシング症候群 　副腎皮質腺腫 　ACTH非依存性大結節性副腎過形成（AIMAH） ○外因性ステロイド投与（コルチゾール測定キットに交差性のあるもの＝同上）	○健常状態 ○ストレス下や低Na血症時には 　部分的副腎皮質機能低下症の疑い（続発性） ○副腎腫瘍が存在するときは 　副腎性サブクリニカルクッシング症候群の疑い ○下垂体病変が存在するときは 　サブクリニカルクッシング病の疑い 　部分的副腎皮質機能低下症の疑い（続発性）	○同上 ○ストレス下や低Na血症時には 　部分的副腎皮質機能低下症の疑い（原発性）
	低値	○続発性副腎皮質機能低下症 　視床下部下垂体疾患（腫瘍，炎症） 　クッシング症候群の術直後（ACTH依存性・非依存性とも） ○外因性ステロイド投与（コルチゾール測定キットに交差性のないもの＝デキサメタゾン，フルチカゾンなど）	○続発性副腎皮質機能低下症の疑い ○corticosteroid binding globulin (CBG) 欠損症	○原発性副腎皮質機能低下症 　アジソン病 　副腎悪性リンパ腫 　他臓器悪性腫瘍の副腎転移 　先天性副腎過形成（21水酸化酵素欠損症など） ○グルココルチコイド過剰の解消後 　クッシング症候群の術後回復期 　ステロイド剤の離脱後回復期

UFC 用の 24 時間蓄尿には，防腐剤として少量のトルエンを加える．

- **基準値は絶対でない**：HPA 系は変動もオーバーラップも大きいため，測定値が基準値内にあるからといって機能亢進症・低下症を単純に除外してはならない．たとえば低血糖・低ナトリウム（Na）血症にもかかわらず ACTH・コルチゾールが正常下半にあるときは，続発性副腎皮質機能低下症を疑う．血中コルチゾール基礎値が基準域にあるクッシング症候群はまったくまれでなく，病歴や身体所見からこれが疑われる際は，積極的な除外検査が必要である[2]．

- **外因性ステロイド**：検査値の解釈に大きく影響するため，内服，静脈内，吸入，関節内，直腸内などさまざまな経路で投与されていないか，注意深い問診が必要である．プレドニゾロンは大半の測定キットでコルチゾールと大きな交差性を示し，検査値をかさ上げするため，これを投与中のコルチゾール測定は内因性コルチゾールの評価に適さない．一方デキサメタゾンやフルチカゾンには交差性がない．

- **subCS の診断基準**：デキサメタゾン 1 mg 内服翌朝の血中コルチゾール 1.8 μg/dl をカットオフ値とする改訂意見[3]があり，今後検討がなされると思われる．

保険 クッシング症候群，アジソン病など
【副腎皮質刺激ホルモン（ACTH）】検査料206点
【コルチゾール】検査料134点
【デヒドロエピアンドロステロン硫酸抱合体（DHEA-S）】検査料181点
／生化学的検査（Ⅱ）判断料144点．（デキサメタゾン抑制試験はACTH・コルチゾールの単回測定）

文献 1) 二川原 健・他：日本医事新報, 4660：31～37, 2013.
2) 蔭山和則・他：日本内科学会雑誌, 103：832～840, 2014.
3) Akehi, Y. et al.：*Endocr J*, 60：903～912, 2013.

（二川原　健・大門　眞）

adrenocortical hormone

副腎皮質関連②[PAC, PRA, ARC]

基準値
血漿アルドステロン濃度(PAC):35.7〜240 pg/ml
血漿レニン活性(PRA):0.3〜2.9 ng/ml/時
※検査施設により,PACの単位がng/dlで表示されたり,PRAの代わりに活性レニン濃度(ARC:pg/ml)を採用している.

どんなときに調べるか?
- 高血圧症合併症例では,原発性アルドステロン症(PA)のスクリーニングとして,レニン-アンジオテンシン-アルドステロン系(R-A-A系)を評価する.
- 若年者,重症高血圧,治療抵抗性高血圧,低カリウム(K)血症を伴う症例では,特に重要性が高い.
- 鉱質コルチコイド作用増大に伴う低K血症は耐糖能を低下させることにも留意したい.

どう読むか?
- PRAが低値でPACが相対的に高値(PAC/PRA比(ARR)>200)であれば,PAを疑う.ARC使用の際はARR>40で判定する.
- ARRが高値の場合は,3つの確認検査(カプトプリル負荷試験,フロセミド立位負荷試験,生理食塩水負荷試験)のうち2種以上の検査を行い,確定診断を行うことが推奨される.
- カプトプリル負荷試験:カプトプリル(12.5 mg)4錠(粉砕)を服用60分後(90分後)のARR>200(またはPAC/ARC比>40,またはPAC>120 pg/ml)で陽性.
- フロセミド立位負荷試験:フロセミド40 mg静注・2時間立位維持後のPRA<2.0 ng/ml/時(またはARC<8.0 pg/ml)で陽性.
- 生理食塩水負荷試験:生理食塩水2lを4時間かけて点滴静注後のPAC>60 pg/mlで陽性.
※カプトプリル負荷試験以外の負荷試験は専門医療機関で行うことが多い.

何に注意すればよいか?
- R-A-A系評価には,採血時間は日内変動の影響から午前が推奨され,以下の食品・薬剤・年齢・安静度など種々の要因がバイアスとなることを理解する.
- 漢方薬・甘味料など甘草を含むものの摂取がないかなど,続発性アルドステロン症の可能性について事前に十分に問診を行う.

- すでに降圧薬内服中であれば，測定前に，利尿薬およびアルドステロン拮抗薬は6週間以上，β遮断薬は2週間以上中止する．高血圧の重症度に応じて，ブドララジン・α遮断薬・Ca拮抗薬を使用しながら検査を進める．可能なかぎり30分安静臥位での採血が望ましいが，座位で15分間安静後に行ってもよい．高齢者などPRA低値・感度以下の症例ではARRが増加し偽陽性となる例があり，PACの絶対値（>120〜150 pg/m*l*）を併用すると特異度が上がる．
- 各種負荷試験は，個々の症例において，心機能・腎機能・脳心血管リスク・不整脈などに十分留意して実施の可否を判断する．生理食塩水負荷試験は入院での施行が望ましい．これらの検査は経口カリウム製剤などで血清カリウムを補正してから行う．
- PAと診断されれば腹部CTを施行する．頻度は高くないが副腎がんの検索は必要である．また，典型的なアルドステロン産生副腎皮質腺腫（APA）は脂質に富んだ比較的小さく境界明瞭な円形〜楕円形腫瘍として描出される．しかしながら，副腎腫瘍を認めた場合においても，非機能性腫瘍などAPA以外の病変の可能性も少なくないため，同所見をもって責任病変の局在診断としてはいけない．また，微小APAはCT画像で必ずしも捉えることができない．副腎静脈は解剖学的にバリエーションが存在するので，造影MDCTにより分岐位置・走行を事前に確認できれば，副腎静脈採血を行ううえでの一助となる．
- PAはアルドステロン過剰分泌が片側性であれば，外科手術による根治が可能である．全身状態などから手術可能と判断され，かつ患者の手術希望がある場合は，副腎静脈採血による病型分類決定（片側性か両側性か）が必要となる．特発性アルドステロン症など両側性アルドステロン過剰分泌やその他の手術不適応例においては，エプレレノンやスピロノラクトンといったアルドステロン拮抗薬を中心に内科的治療を選択する．

保険 【アルドステロン】検査料131点
【レニン活性】検査料103点
【レニン定量】検査料111点
／生化学的検査（Ⅱ）判断料144点
【副腎皮質負荷試験】イ 鉱質コルチコイド・ロ 糖質コルチコイド（一連として月1回）1,200点

文献 1) Nishikawa, T. et al.: *Endocr J*, 58：711〜721, 2011.

（諏訪哲也）

adrenomedullary hormone

副腎髄質関連[A, NA, DA, MN, NMN, VMA]

基準値

血漿　アドレナリン（A，エピネフリン）<100 pg/m*l*
　　　ノルアドレナリン（NA，ノルエピネフリン）100～450 pg/m*l*
　　　ドパミン（DA）<20 pg/m*l*

尿中　アドレナリン（A，エピネフリン）3.4～26.9 μg/日
　　　ノルアドレナリン（NA，ノルエピネフリン）48.6～168.4 μg/日
　　　ドパミン（DA）365～961.5 μg/日

尿中　メタネフリン（MN）0.04～0.19 mg/日
　　　ノルメタネフリン（NMN）0.09～0.33 mg/日

尿中　バニリルマンデル酸（VMA）1.5～4.3 mg/日

どんな検査か？

交感神経節と副腎髄質から分泌されるカテコラミンを反映する．末梢において，アドレナリンは副腎髄質から分泌される．交感神経節における神経伝達物質であるノルアドレナリンの一部が血中に放出される．副腎髄質からも分泌される．

どんなときに調べるか？

- 高血圧症，低血圧症/起立性低血圧あるいは2次性糖尿病の原因精査のため検査を行う．高カテコラミン血症が高血圧の原因となる褐色細胞腫/パラガングリオーマは糖尿病を高頻度に伴う疾患として知られる．
- ほかに，糖尿病性神経障害による起立性低血圧では，血圧低下に伴うアドレナリン・ノルアドレナリンの上昇反応低下がみられる．

何がわかるか？

- 2次性高血圧症のひとつである褐色細胞腫/パラガングリオーマではカテコラミンの増加を認める．5H（Headache, Hypertension, Hyperhidrosis, Hypermetabolism, Hyperglycemia）といわれる特徴的徴候がみられることが多いが，無症候の場合もある．
- パラガングリオーマではノルアドレナリンが増加し，副腎性の褐色細胞腫ではアドレナリンも増加することが多い．
- その他，交感神経芽細胞腫，甲状腺機能異常でも異常高値となることが多い．向精神薬・三環系抗うつ薬・アドレナリン受容体アゴニストなどの薬剤でカテコラミン高値となるものがある．

どう読むか？

- 安静臥床時のカテコラミン低値はあまり問題とならない．
- 高値となる疾患として，褐色細胞腫/パラガングリオーマがよく知られる．カテコラミン分画が正常の2倍以上，メタネフリン分画が3倍以上で，褐色細胞腫/パラガングリオーマが強く疑われる．
- しかし，低血糖状態・発熱・血圧低下・ショックなど各種ストレス状態でも異常高値となるため，CTやMRIなど画像検査を組み合わせて注意深く診断する．

何に注意すればよいか？

- 蓄尿中カテコラミン分画，メタネフリン分画，VMAを測定する際は酸性蓄尿とする．
- 血中カテコラミンを測定する際はEDTA/2 Na採血管を用いる．採血に際しては，空腹時安静臥床30分後に施行する．
- 種々の病態，特にストレス時（身体的ストレス，精神的ストレスいずれも）に増加するので注意を要する．
- 採血の疼痛のみで増加することもあるので，慎重に採血手技を行う．

保険　【カテコールアミン分画】検査料180点（血漿・尿とも）
【メタネフリン・ノルメタネフリン分画】検査料233点
【バニールマンデル酸（VMA）】検査料90点
／生化学的検査（Ⅱ）判断料144点

（沖　隆）

gonadal hormone

性腺関連 [LH, FSH, E₂, T, PRL]

基準値

黄体化ホルモン（LH）
卵胞刺激ホルモン（FSH）
エストラジオール（E₂）
テストステロン（T）
プロラクチン（PRL）

各性腺関連ホルモンは，特に女性において月経周期に伴い大きく変動する．また，妊娠・閉経により内分泌環境は大きく変化するため基準値も変動する．

各ホルモンの基準値の目安を表に示す．なお，測定系や検査施設によって基準値は異なる．

表　各種性腺関連ホルモン値の目安

		LH (mIU/ml)	FSH (mIU/ml)	E₂ (pg/ml)	T (ng/ml)	PRL (ng/ml)
女性	卵胞期	1～15	3～10	10～150	0.1～0.7	1～15
	排卵期	8～100	5～25	100～350		2～25
	黄体期	0.5～15	1～10	30～250		2～20
	妊娠	1以下	1以下	100～50,000	0.2～0.5	5～270
	閉経	11～50	26～120	20以下	0.1～0.3	2～15
男性		2～8	2～12	20～60	1～10	1～10

どんな検査か？

- 糖尿病女性に月経異常や不妊が多いことは古くから知られ，糖尿病女性と月経異常の関係を調べるためには視床下部-下垂体-卵巣系の性機能制御を理解する必要がある．この生殖内分泌は視床下部のゴナドトロピン放出ホルモン（GnRH），下垂体のゴナドトロピン（LH, FSH），卵巣の性ステロイドホルモン（E₂, T）の相互作用の上に成り立っており，卵巣の卵胞発育や排卵，黄体形成，妊娠といったダイナミックな変化を調節している．各ホルモン値から障害部位や内分泌状態を推測することができる．

- ゴナドトロピン（LH, FSH）は月経周期で変動する．FSHは卵胞期に卵胞の顆粒膜細胞を増殖させ卵胞発育を促進するとともに，エストロゲン（E₂）分泌を増加させる．E₂の上昇はpositive feedbackによるLHサージ（排卵前のLHの一過性上昇）をもたらし，これが成熟卵胞の卵胞壁を崩壊させ排卵を誘発する

刺激となる．ゴナドトロピン（LH，FSH）の分泌は視床下部からの GnRH 分泌に同調してパルス状に分泌されている（1〜3時間ごと）．基礎分泌値のみならず律動的にパルス状分泌する LH，FSH も卵巣機能調節に重要である．

- エストロゲンは，エストロン（E_1），エストラジオール（E_2），エストリオール（E_3），エステロール（E_4）に大別される．E_2 はエストロゲンのなかで最も生物学的活性が高く，卵巣機能，生殖機能の中心的なはたらきをもつ．E_2 は子宮内膜を増殖させ受精・着床・妊娠といった生殖機能の重要な役割を担うほか，乳房・骨・中枢神経系・脂肪などにも作用する．
- PRL は下垂体前葉から分泌される蛋白ホルモンであり，乳腺発育や乳汁分泌作用，ゴナドトロピン分泌抑制による排卵抑制作用をもつ．

♡ 何がわかるか？

- LH，FSH がともに高値：卵巣機能低下（E_2 値低下）や卵胞の減少・枯渇を反映する．卵巣性排卵障害（月経症）は早発卵巣不全や閉経，医原性（両側卵巣摘出，放射線・化学療法後）・先天性性腺形成異常（ターナー症候群など）などによってエストロゲンの産生が消失するため feedback で上昇する．
- LH，FSH がともに低値：通常卵胞発育がおこらないため E_2 値も低下している．神経性食思不振症や体重減少性無月経による第2度無月経，カルマン症候群や視床下部・下垂体腫瘍，シーハン症候群などの汎下垂体機能低下．
- LH 高値で FSH 値正常：多嚢胞性卵巣症候群（PCOS）
- E_2 値は卵胞発育に伴い上昇し排卵前に最も高値を示す．排卵後の黄体からも E_2 は分泌されるがプロゲステロンが優位なため排卵前より低値を示す．
- 高 PRL 血症（>30 ng/ml）では，PRL 産生下垂体腺腫，機能性高 PRL 血症（キアリ・フロンメル症候群やアルゴンツ・デルカスティロ症候群など），薬剤性（向精神薬・降圧薬・胃潰瘍薬・制吐薬・ピルなど）が原因となる．
- 女性で T 高値を呈するのは，PCOS・副腎腫瘍・先天性副腎過形成・ホルモン産生卵巣腫瘍などがある．男性で T 低値を示すものに，無精巣症・クラインフェルター症候群・精巣炎などの後

天性精巣障害などがある.

❗ 何に注意すればよいか？

- 性腺関連ホルモンは女性では月経周期で変動することに留意する.
- LH，FSH の基礎値は，エストロゲンの影響を受けにくい時期，大きな卵胞のない月経周期 3～5 日目に測定することが望ましい.
- PRL も月経周期で変動し，排卵期や黄体期に高値を示す．また，日内変動があり，午前 10 時頃が最も低値で，夜間に向かい上昇する.
- PCOS は月経異常，卵巣の多嚢胞性変化，LH 基礎値高値または男性ホルモン高値によって診断され，肥満，男性化，耐糖能異常など多彩な症状を伴う．インスリン抵抗性が病態のひとつと考えられており，インスリン感受性改善作用のあるメトホルミンによって卵胞発育，排卵率が改善するとの報告がある[1].

保険　【黄体形成ホルモン（LH）】検査料117点
【卵胞刺激ホルモン（FSH）】検査料117点
【エストラジオール（E_2）】検査料187点
【テストステロン】検査料131点
【プロラクチン（PRL）】検査料98点
1回に採取した血液を用いて3項目以上5項目以下の場合410点.
／生化学的検査（Ⅱ）判断料144点

文献　1) Creanga, A. A. et al.：*Obstet Gynecol*, 111（4）：959～968, 2008.

（田村博史）

growth hormone

成長ホルモン関連［GH, IGF-I］

基準値

成長ホルモン（GH）
　GH分泌刺激試験頂値≦6 ng/ml は，GH分泌不全性低身長症
　GH分泌刺激試験頂値≦3 ng/ml は，成人GH分泌不全症（18歳以上）
　GH分泌刺激試験頂値≦1.8 ng/ml で治療適応
　経口ブドウ糖負荷試験でGH低値≧0.4 ng/ml は，先端巨大症
インスリン様成長因子-I（IGF-I，ソマトメジンC）
年齢・性別基準値を参照
http://rhhd.info/pdf/001001a.pdf

どんなときに調べるか？

- 小児においては低身長がありGH分泌不全性低身長症が疑われるとき．
- 成人においては成人GH分泌不全症が疑われるとき．
- 巨人症，先端巨大症が疑われるとき．

どう読むか？

- GHは脈動性分泌をしているため基礎値で評価するのは困難であり分泌刺激試験あるいは経口ブドウ糖負荷試験で評価する．
- GH分泌刺激試験としてインスリン，アルギニン，L-DOPA，クロニジン，グルカゴンまたはGHRP-2負荷試験を用いるが，成人ではL-DOPA，クロニジン負荷試験は用いない．
- GHRP-2負荷試験のみ小児ではGH頂値が16 ng/ml 以下，成人では9 ng/ml 以下のときに重症型分泌不全と診断する．
- GH分泌不全性低身長症の診断は，低身長（−2.0 SD以下，あるいは身長が正常範囲であっても，成長速度が2年以上にわたって標準値の−1.5 SD以下であること），乳幼児期には症候性低血糖，周産期異常，頭蓋内器質的疾患やほかの下垂体ホルモン分泌低下の存在をあわせて考慮しながら行う．
- 成人GH分泌不全症の診断は，小児期の低身長，頭蓋内器質的疾患の合併ないし既往歴，治療歴または周産期異常の既往，体力・気力の低下，内臓肥満，骨粗鬆症，脂肪肝などの症状の存在をあわせて考慮しながら行う．
- IGF-I低値はGH分泌不全症診断の参考になるが，正常の場合もあるので注意が必要である．

- 巨人症，先端巨大症の診断のためには通常の経口ブドウ糖負荷試験の際に同時にGHを測定する．
- 先端巨大症の診断は，手足の容積増大，先端巨大症様顔貌，巨大舌の主徴候，GH，IGF-I過剰，下垂体腫瘍の存在，発汗過多，頭痛，視野障害，月経異常，睡眠時無呼吸症候群，耐糖能異常，高血圧，咬合不全，頭蓋骨および手足の単純X線の異常の副徴候の存在をあわせて考慮しながら行う．
- 先端巨大症は，糖尿病，高血圧患者のなかに2次性の原因として存在していることがあるので常に念頭に置いて鑑別を行う．

❗ 何に注意すればよいか？

- GH分泌刺激試験において，甲状腺機能低下症や中枢性尿崩症の合併，薬理量の糖質コルチコイド，α遮断薬，β刺激薬，抗ドパミン作動薬，抗うつ薬，抗精神病薬，抗コリン作動薬，抗セロトニン作動薬，抗エストロゲン薬などの服用で分泌が抑制されることがある．
- 経口ブドウ糖負荷試験におけるGH底値の正常域は0.4 ng/ml未満であるが，糖尿病，肝疾患，腎疾患，甲状腺機能亢進症，褐色細胞腫，低栄養状態，思春期・青年期では正常域まで抑制されないことがある．
- 軽症あるいは早期の先端巨大症では，経口ブドウ糖負荷試験でGHが正常域に抑制される場合があり，臨床症候が軽微な場合でも，IGF-Iが高値の症例は，画像検査を行い総合的に診断する．
- 先端巨大症の診断において，IGF-Iは健常者の年齢・性別基準値を参照し，Standard deviation score（SDS）で表記する．栄養障害，肝疾患，腎疾患，甲状腺機能低下症，コントロール不良の糖尿病などが合併すると血中IGF-Iが高値を示さないことがある．

保険 【成長ホルモン（GH）】検査料117点
【ソマトメジンC】検査料230点
／生化学的検査（Ⅱ）判断料144点
【内分泌負荷試験】1 下垂体前葉負荷試験　ロ　成長ホルモン（GH）（一連として）1,200点
【糖負荷試験】2 耐糖能精密検査 900点
（GH分泌不全性低身長症，成人GH分泌不全症，巨人症，先端巨大症，糖尿病疑い）

文献 1) 間脳下垂体機能障害に関する診療ガイドライン作成に関する研究班：成長ホルモン分泌不全性低身長症の診断の手引き（平成26年度改訂）．
2) 間脳下垂体機能障害に関する診療ガイドライン作成に関する研究班：成人成長ホルモン分泌不全症の診断と治療の手引き（平成26年度改訂）．
3) 間脳下垂体機能障害に関する診療ガイドライン作成に関する研究班：先端巨大症および下垂体性巨人症の診断と治療の手引き（平成26年度改訂）．

（高橋　裕）

amylase ㊍ 血清

アミラーゼ

📊 基準値　44〜153 U/l（37℃）（ただし測定キットにより異なる）

➕ どんな検査か？
酵素法（JSCC標準化対応法）により血清（本稿では血液検査に限る）を測定する．

👁 どんなときに調べるか？
膵疾患の診断と経過の把握，糖尿病増悪時，唾液腺疾患の診断

💗 何がわかるか？
|高値|急性膵炎，慢性膵炎，膵がん，胆道系疾患，糖尿病ケトーシス，腸閉塞，腹膜炎，急性耳下腺炎，シェーグレン症候群（活動期）|
|低値|膵全摘，慢性膵炎（末期），膵がん（末期），シェーグレン症候群（末期）|

📕 どう読むか？
- アミラーゼなどの膵外分泌酵素は膵外分泌細胞の（炎症性）破壊，膵管等の閉塞により血中濃度が上昇する．
- アミラーゼ自体は，膵臓・唾液腺から分泌される多糖類の加水分解酵素である．
- 急性膵炎の診断に有用である（感度91.7〜100％，特異度71.6〜97.6％）．
- 慢性膵炎の重症度，病期，治療効果の判定には有用でない．
- 膵がんによる膵性糖尿病，糖尿病患者での膵がんによる耐糖能増悪症例で上昇している．一般には，膵がんの約40％に糖尿病が合併していることが知られている．
- 比較的早期の膵がんの診断に役立つことがある．
- 糖尿病の発症および糖尿病増悪時の原因検索に有用である．
- 糖尿病ケトーシスで血中膵外分泌酵素（アミラーゼ，リパーゼ，トリプシン，エラスターゼ1など）が上昇することがある．とりわけ劇症1型糖尿病の発症時に上昇することが知られている．

❗ 何に注意すればよいか？
- アミラーゼには唾液腺由来（S型）と膵由来（P型）のアイソザイムが含まれるので，必要に応じアイソザイムを測定する．

13
膵外分泌

- 膵全摘，慢性膵炎末期，進行膵がんで膵実質が消失，荒廃している場合は低値となる．この場合，膵性糖尿病の合併を認めうる．
- 慢性膵炎急性増悪時には上昇しないことが多い．
- 脂質異常症契機の急性膵炎では上昇しにくい．
- 慢性肝疾患，腎不全で上昇する．

保険 【アミラーゼ】検査料11点／生化学的検査（Ⅰ）判断料144点

（木村武量・今川彰久）

lipase　　　　　　　　　　　　　　　　　　　　　　　　　　　　　検 血清

リパーゼ

基準値　9〜52 U/l（37℃）（ただし測定キットにより異なる）

どんな検査か？
1,2-グリセリド基質・TOOS法により血清を測定する．

どんなときに調べるか？
膵疾患の診断と経過の把握，糖尿病増悪時

何がわかるか？
高値　急性膵炎，慢性膵炎，膵がん，膵嚢胞性疾患，胆道系疾患，糖尿病ケトーシス
低値　膵全摘，慢性膵炎（末期），膵がん（末期），栄養障害

どう読むか？
- リパーゼは膵腺房細胞で合成される．中性脂肪を遊離脂肪酸とグリセロールに分解する．
- 急性膵炎に対する感度と特異度はそれぞれ，85〜100％，84.7〜99％とされ，特異度でアミラーゼより優れているため，最も有用性の高いマーカーである．
- アミラーゼより膵特異性が高くS型アミラーゼの上昇する疾患の除外診断に有用である．
- 急性膵炎においてアミラーゼより血中高値持続時間が長い．
- アルコール性急性膵炎に対して感度が高く診断に有用である．
- 比較的早期の膵がんの診断に役立つことがある．膵がんによる膵性糖尿病，糖尿病患者での膵がんによる耐糖能増悪症例で上昇していることはアミラーゼと同様である．
- 糖尿病の発症および糖尿病増悪時の原因検索に有用であるのはアミラーゼと同様である．
- 糖尿病ケトーシスで上昇すること，とりわけ劇症1型糖尿病の発症時に上昇することはアミラーゼと同様である．

何に注意すればよいか？
- 膵全摘，慢性膵炎末期，進行膵がんで膵実質が消失，荒廃している場合は低値となる．この場合，膵性糖尿病の合併を認めうることはアミラーゼと同様である．
- 慢性肝疾患，腎不全で上昇することも，アミラーゼと同様であるが，アミラーゼに比べ腎不全での上昇傾向は弱い．

保険　【リパーゼ】検査料24点／生化学的検査（I）判断料144点

（木村武量・今川彰久）

trypsin 血清

トリプシン

基準値　100〜550 ng/ml（ただし測定キットにより異なる）

どんな検査か？
RIA 法により血清を測定する．

どんなときに調べるか？
膵疾患の診断と経過の把握，糖尿病増悪時

何がわかるか？
高値　急性膵炎，慢性膵炎，膵がん，膵嚢胞性疾患，胆道系疾患，糖尿病ケトーシス，消化管穿孔
低値　膵全摘，慢性膵炎（末期），膵がん（末期），栄養障害

どう読むか？
- トリプシンは膵腺房細胞で合成される蛋白分解酵素である．
- 膵臓にのみ存在するので急性膵炎に対し高い感度と特異度を示す．血中ではトリプシンの活性阻害物質などが存在しているため，血中酵素活性の測定は困難で，特異抗体を用いた RIA 法または EIA 法により蛋白量の測定が行われる．
- 膵特異性が高いため血中レベルの低下は膵外分泌機能不全を鋭敏に示す．
- 比較的早期の膵がんの診断に役立つことがある．膵がんによる膵性糖尿病，糖尿病患者での膵がんによる耐糖能増悪症例で上昇していることはアミラーゼと同様である．
- 糖尿病の発症および糖尿病増悪時の原因検索に有用であるのはアミラーゼと同様である．
- 糖尿病ケトーシスで上昇すること，とりわけ劇症 1 型糖尿病の発症時に上昇することはアミラーゼと同様である．

何に注意すればよいか？
- 膵全摘，慢性膵炎末期，進行膵がんで膵実質が消失，荒廃している場合は低値となる．この場合，膵性糖尿病の合併を認めうることはアミラーゼと同様である．
- 慢性肝疾患，腎不全で上昇する．

保険　【トリプシン】検査料191点／生化学的検査（Ⅰ）判断料144点

（木村武量・今川彰久）

エラスターゼ1

基準値 300 ng/d*l*以下（ただし測定キットにより異なる）

どんな検査か？
ラテックス凝集比濁法により血清を測定する．

どんなときに調べるか？
膵疾患の診断と経過の把握，糖尿病増悪時

何がわかるか？
高値 急性膵炎，慢性膵炎，膵がん，膵嚢胞性疾患，胆道系疾患，糖尿病ケトーシス，消化管穿孔

低値 膵全摘，慢性膵炎（末期），膵がん（末期）

どう読むか？
- エラスターゼ1は膵臓に由来するエラスターゼであり，セリンプロテアーゼの1種である．
- 急性膵炎において，ほかの膵酵素に比較して異常高値が長期に持続する特徴がある．しかし，診断能や重症度判定における有用性は明らかでない．
- 比較的早期の膵がんの診断に役立つことがある．膵がんによる膵性糖尿病，糖尿病患者での膵がんによる耐糖能増悪症例で上昇していることはアミラーゼと同様である．
- 糖尿病の発症および糖尿病増悪時の原因検索に有用であるのはアミラーゼと同様である．
- 糖尿病ケトーシスで上昇すること，とりわけ劇症1型糖尿病の発症時に上昇することはアミラーゼと同様である．

何に注意すればよいか？
- 膵全摘，慢性膵炎末期，進行膵がんで膵実質が消失，荒廃している場合は低値となる．この場合，膵性糖尿病の合併を認めうることはアミラーゼと同様である．
- 慢性肝疾患，腎不全にて上昇する．しかし，膵酵素のなかでは最も腎不全の影響は少ない．

保険 【エラスターゼ1】検査料129点／生化学的検査（Ⅱ）判断料144点

（木村武量・今川彰久）

培養検査(好気性菌, 嫌気性菌, 抗酸菌)

📊 基準値　陰性

➕ どんな検査か？

感染症の起因菌を明らかにするために,感染巣から検査材料を採取し,目的に応じて,好気培養,嫌気培養,微好気培養,抗酸菌培養などにより細菌を発育させ,微生物学的特徴並びに生化学的性状から菌種を同定する.最近では,マトリックス支援レーザー脱離イオン化飛行時間型質量分析計(matrix-assisted laser desorption/ionization, time-of-flight mass spectrometry:MALDI-TOFMS)を用いて菌種を決定している医療機関もある.通常,培養検査の前に塗抹検査を実施する.また,起因菌と考えられる細菌が培養されたときには抗菌薬感受性検査をあわせて実施する.

👁 どんなときに調べるか？

細菌・真菌感染症を疑うときに実施する.近年,さまざまな抗菌薬耐性菌が出現・拡大している背景から,抗菌薬療法を奏功させるために欠かせない検査である.また,抗菌薬療法中に抗菌薬耐性を誘導することなく適切に抗菌薬療法を進め,一方で,抗菌薬耐性の出現を早期に察知するために活用すべき重要な検査でもある.嫌気性菌感染症の可能性がある場合は嫌気培養検査を追加し,結核症や非結核性抗酸菌症を疑う場合には抗酸菌培養検査を実施する.

❤ 何がわかるか？

微生物が培養されることによりその微生物による感染症であることが示唆されるが,無症候性保有菌(保菌)や検査材料採取時の汚染菌との鑑別が必要である.

💬 どう読むか？

- グラム染色による塗抹検査の結果は,最初に知ることのできる検査情報であり,起因菌の推定に活用する.特に喀痰や膿などの検査材料では,好中球の形態にも着目することにより起因性(感染症を引きおこしているかどうか)の判断に活用し,細菌感染症が示唆されなければ抗菌薬を投与しないことも大切である.これらの検査材料では,抗菌薬療法中に経時的にグラム染色像の変化を観察することで有効性評価への応用が可能なことも多い.また,抗酸菌染色による塗抹検査の所見から抗酸菌の排菌の程度を推測

することもある.
- 好気・嫌気培養検査では,起因菌のみならず,無症候性保有菌や検査材料採取時の汚染菌も培養されることから,患者背景,臨床症状・経過,その他の臨床検査の結果,画像検査所見などを総合的に評価することにより,検出菌の起因性を判断し,不必要な抗菌薬投与をさける.
- ときに,好気培養検査の結果がグラム染色による塗抹検査所見と乖離することがある.このような場合では,嫌気性菌や培養困難な微生物が起因菌となっている可能性も考慮して検査診断や治療を進める.
- 血液培養検査では,部位を換えて採血した複数セット(1セットは好気培養ボトル1本および嫌気培養ボトル1本)の血液のうち,1セットでしか検出されなかった微生物は,採血時に混入して培養された可能性が高いため,起因性がないと判断されれば不必要な抗菌薬投与をさける.なお,感染性心内膜炎などでは,3セット以上で血液培養検査を実施して1セットで辛うじて起因菌が検出されるということもある.
- 抗菌薬感受性成績に基づいて抗菌薬を選択するときは,まず臨床的に効果の期待できる抗菌薬はどれかを想定し(各種診療ガイドラインやサンフォード感染症治療ガイドなどを参考にするとよい),そのなかで感受性が示された抗菌薬を選択する.
- 抗菌薬耐性への対策として,広域抗菌スペクトルの抗菌薬でエンピリック治療を開始したときは,抗菌薬感受性成績に基づき,早い段階から抗菌スペクトルの狭域化(de-escalation)を考慮する.
- 培養検査で検出された抗酸菌が結核菌であるか非結核性抗酸菌であるかを鑑別するために,ナイアシンテスト,抗原検出検査,遺伝子検査などの追加試験が必要となる.鑑別されるまでのあいだ,活動性肺結核症などの可能性が排除できなければ,結核対策を継続する.

❗ 何に注意すればよいか?

- 検出率を高めるために,検査材料は抗菌薬投与前(抗菌薬療法中の場合は次回投与の直前)に採取する.
- 血液培養検査では,皮膚定着菌が血液培養ボトル内に混入しないよう,グルコン酸クロルヘキシジン含有消毒用アルコールなどを

用いて皮膚を清拭消毒してから採血を行う．検出率を高めるとともに起因性の鑑別を容易にするために，採血部位を換えて複数セットで実施する．
- 抜去した血管内留置カテーテルの先端部分を培養検査に提出するだけでは，血管内留置カテーテル由来血流感染症を適切に診断・治療できない．必ず血液培養検査を実施すべきである．なお，尿道留置カテーテルやドレーンの先端部分の培養検査は実施する意義に乏しい．
- 喀痰培養検査では，喀出された検査材料を肉眼的に観察し，唾液ではなく痰であることが確認できた検査材料を検査室に輸送する．唾液であれば再採痰してもらう．唾液から培養検査を実施しても，診断や治療に活用できるような結果を得ることは難しいと考えておくのがよい．検査に適した痰を喀出してもらうには，患者への丁寧な説明も大切である．採痰前にうがいなどをしてもらうことは，口腔内常在菌の混入を低減させ，起因菌の検出率向上につながる．
- 糞便培養検査では，スワブで採取した糞便よりも，自然排泄便を検査材料とするほうが起因菌の検出率は高い．粘血や膿汁が含まれていれば，その部分を採取するとよい．
- 検査材料の採取および輸送には，検査目的や培養条件に応じて最適な容器や輸送培地を用い，できるかぎり速やかに（乾燥させないように）検査室に輸送して検査を開始する．ただちに検査ができないときは，通常，冷蔵保存しておく．ただし，*Neisseria*属菌，*Trichomonas vaginalis*，*Entamoeba histolytica* などは低温で死滅しやすいことから，たとえば，淋菌感染症や髄膜炎などの起因菌を培養検査で検出しようとするときは，検査材料を病棟の冷蔵庫などで保管せずに速やかに検査室に輸送する．
- 検査材料の採取から検査室への輸送が完了するまでの過程で医療機関内伝播を発生させないよう，各医療機関のマニュアルにそって検査材料を適切に取り扱うことを忘れてはならない．たとえば，活動性肺結核症の可能性がある患者の採痰は，空気予防策のもとで実施する（トイレなど換気の悪い共用空間で行ってはならない）．
- 各検査室が日常検査で設定している培養期間内に発育しえない遅発育性細菌や培養そのものが困難な病原細菌も数多く存在するた

- め，日頃より，目的とする菌種や疑っている感染症に関する情報を検査依頼時に検査室に伝える習慣をつけておく．このことは，嫌気性菌の検出率を高めるうえでも有効である．
- 培養検査の結果に基づいて抗菌薬療法を実施しているにもかかわらず十分な効果が得られない場合では，血液培養検査を繰り返し実施すること，微生物検査や画像検査などによる新たな感染巣の検索，起因菌そのものや抗菌薬感受性の変化の確認などが必要となる．選択薬の組織移行や用法・用量が不十分なことが原因になっていることもある．また，悪性腫瘍や薬物性発熱といった感染症以外の病態との鑑別が必要になることもある．
- 抗菌薬療法中に菌交代現象や耐性獲得（*Pseudomonas aeruginosa* などは耐性を獲得しやすい）がみられることがある．タイムリーに培養検査を実施することにより，抗菌薬耐性の出現を早期に把握し，治療方針の軌道修正を行う．
- 抗酸菌の培養には液体培地を用いても数週間を要するため，遺伝子検査を併用することが一般的である．なお，抗結核薬感受性検査を実施するには培養検査が必要となる．

保険 【細菌培養同定検査】

1. 口腔，気道または呼吸器からの検体　160点，2. 消化管からの検体 180点，3. 血液または穿刺液　210点，4. 泌尿器または生殖器からの検体　170点，5. その他の部位からの検体　160点，6. 簡易培養　60点（「6」に関しては，ウロトレース，ウリグロックスペーパー等の尿中細菌検査用試験紙による検査は，【尿中一般物質定性半定量検査】に含まれ，別に算定できない）

同定検査を予定して培養したものであれば，菌が陰性の場合であっても「1」から「5」までの項により算定するが，あらかじめ培養により菌の有無のみを検索する場合は，検体の種類にかかわらず，「6」の簡易培養により算定する．

「3」における穿刺液とは，胸水，腹水，髄液および関節液をいい，「5」の「その他の部位からの検体」とは，「1」から「4」までに掲げる部位に含まれないすべての部位からの検体をいい，たとえば皮下からの検体をいう．

「3」について，ただし，血液を2カ所以上から採取した場合にかぎり，「3」の血液または穿刺液を2回算定できる．この場合，「注」の加算は2回算定できる．

「注」1から6までについては，同一検体について一般培養とあわせて嫌気性培養を行った場合は，118点を加算する．

文献 1) 堀井俊伸，犬塚和久：微生物検査ナビ．栄研化学株式会社，2013.
2) 矢野邦夫，堀井俊伸編：感染制御学．文光堂，2015.

（堀井俊伸）

mycoplasma pneumonia　　　　　　　　　　　　　　　　検 咽頭拭い液

マイコプラズマ抗原定性

基準値　陰性

どんな検査か？

イムノクロマト法を用いた抗原検出キットであり、マイコプラズマのリボソーム蛋白質「L7/L12」に固有な領域を識別するモノクローナル抗体を用いて、菌種を識別する迅速診断法.

発症初期の急性期の段階で、診断が可能. 血液検査を必要としないため、小児でも容易に検査が可能. 15分程度で、その場ですぐに結果が出る. 使用する検査キットにより多少の差はあるが、従来使用されてきたPCR法（核酸増幅検査）, PA法（抗体検査）との一致率が90％程度と高い精度を有する検査キットが使用可能である.

どんなときに調べるか？

非定型肺炎を疑った場合（図）.

成人の非定型肺炎の60～70％は、マイコプラズマ肺炎.

マイコプラズマ肺炎患者の80％以上は14歳以下であり、基本的には学童と小児の疾患であるが、高齢者でも罹患するので注意が必要.

非定型肺炎の鑑別に用いる項目

1. 年齢60歳未満
2. 基礎疾患がない、あるいは軽微
3. 頑固な咳がある
4. 胸部聴診上所見が乏しい
5. 喀痰がない、あるいは迅速診断法で原因菌が証明されない
6. 末梢白血球数が10,000/mm³未満である

鑑別基準

上記6項目を使用した場合

6項目中4項目以上の合致	非定型肺炎の疑い
6項目中3項目以下の合致	細菌性肺炎の疑い

この場合の非定型肺炎の感度は77.9％、特異度は93.0％

図　非定型肺炎の鑑別方法（文献1より）

何がわかるか？

マイコプラズマ肺炎・気管支炎

どう読むか？

検査陽性であれば、現在の感染および発症.

❗ 何に注意すればよいか？

- マイコプラズマは，下気道に存在する繊毛上皮細胞に感染して増殖する．上気道における菌量は下気道の1％以下であるため，咽頭拭い液では十分な検体が採取できない可能性がある．
- 偽陽性／偽陰性である可能性は10％程度あるので，マイコプラズマ感染の診断には，地域の流行状況，患者年齢，患者背景（家族に同症状はいないか，集団生活をしているかなど），臨床症状やほかの検査結果を加味したうえで総合的に判断することが必要．
- 薬剤感受性試験はできない．
- マイコプラズマ抗体定性またはマイコプラズマ抗体半定量検査とあわせて実施した場合，同時に保険算定できない．

保険 【マイコプラズマ抗原定性（免疫クロマト法）】検査料150点／免疫学的検査判断料144点

文献 1）呼吸器感染症に関するガイドライン作成委員会：成人市中肺炎診療ガイドライン2007．日本呼吸器学会，2007．

（表　孝徳）

レジオネラ抗原定性（尿）

基準値　陰性

どんな検査か？

イムノクロマト法を用いた抗原検出キットであり，尿中 *Legionella pneumophila* 血清型1 LPS抗原を，ウサギポリクローナル抗体を用いて，菌種を識別する迅速診断法．

Legionella pneumophila 血清型1のみの診断が可能．15分程度で，その場ですぐに結果が出る．

どんなときに調べるか？

レジオネラ肺炎を疑った場合．

成人市中肺炎の約3％は，レジオネラ肺炎．その半数が，*Legionella pneumophila* 血清型1が原因菌である．患者の80％以上が男性で，80％以上が50歳以上の中高年者である．喫煙者，大酒家，発病2週間以内の旅行歴と公衆浴場入浴歴が危険因子となる．

進行の早い重篤な肺炎でありながら，グラム染色や一般培養検査で起因菌が検出されなかったり，肝機能障害やクレアチニンキナーゼ（CK）や乳酸脱水素酵素（LDH）の高値を示したり，β-ラクタム系抗菌薬やアミノ配糖体系抗菌薬が無効であったりした場合に，レジオネラ肺炎を疑う．

何がわかるか？

レジオネラ肺炎

どう読むか？

検査陽性であれば，*Legionella pneumophila* 血清型1の感染．

何に注意すればよいか？

- *Legionella pneumophila* 血清型1以外の *Legionella* 属によるレジオネラ肺炎は診断できないこと，発症直後の検体では抗原量が少ないため検出感度に至らない場合があることから，尿中抗原が陰性であってもレジオネラ肺炎を完全には否定できない．
- 臨床的にレジオネラ肺炎を強く疑うが，本検査が陰性の症例では，一定の期間をおいて再検査を行うことも検討する．ただし，保険算定は1回しかできない．
- 治癒後も体内に菌体抗原が残存することから，肺炎が軽快しても1カ月以上レジオネラ尿中抗原が検出される症例も存在するため，尿中抗原で治療効果を評価することはできない．

- 再燃をおこすことがしばしばあり,ほかの細菌による2次感染を引きおこすこともあり,その場合は尿中抗原の陰性化に時間がかかるため,抗原の有無で鑑別ができない.
- レジオネラ肺炎の診断には,患者背景(性別や嗜好歴,旅行歴,入浴歴など),臨床症状やほかの検査結果を加味したうえでの総合的な判断が必要.
- 薬剤感受性試験はできない.
- 感染症法で4類感染症に属するため,診断後ただちに最寄りの保健所に届け出る必要がある.

保険 【レジオネラ抗原定性(尿)】検査料229点/免疫学的検査判断料144点

文献 1) 栄研化学株式会社 ホームページ.
   http://www.eiken.co.jp/
2) 呼吸器感染症に関するガイドライン作成委員会:成人市中肺炎診療ガイドライン2007. 日本呼吸器学会, 2007.

(表 孝徳)

肺炎球菌莢膜抗原定性（尿・髄液）

streptococcus pneumonia　　　　　　　　　　　　　　　　　検 尿・髄液

基準値　陰性

どんな検査か？

イムノクロマト法を用いた抗原検出キットであり，尿中に排出された肺炎球菌の莢膜多糖抗原を，特異的に認識するポリクローナル抗体を用いて，菌種を識別する迅速診断法．

抗菌薬投与がすでに開始され，喀痰培養で肺炎球菌の検出が困難な場合でも，尿中の肺炎球菌莢膜抗原は影響を受けにくく検査が可能．肺炎球菌による肺炎に加え，髄膜炎，敗血症，関節炎などの感染症でも陽性を示す．肺炎球菌のうち，感染症の起炎菌となる頻度が高い血清型23種類を検出可能であり，感度は70〜80％，特異度は94〜99％程度である．喀痰採取が困難な患者でも検査が可能．所要時間は15分と短く，迅速性はきわめて高い．

どんなときに調べるか？

成人市中肺炎の患者．ガイドラインでは基本的にすべての患者に，外来でも入院でも同検査を推奨．成人市中肺炎の20〜40％は，肺炎球菌性肺炎．

何がわかるか？

肺炎球菌性感染症：肺炎，髄膜炎，敗血症，関節炎など

どう読むか？

- 検査陽性であれば，肺炎球菌の感染．

何に注意すればよいか？

- 尿中に排出されるのは，通常症状出現後3日目以降であり，発症直後では検出できない場合があることから，尿中抗原が陰性であっても肺炎球菌性感染症を完全には否定できない．
- 炎症が改善しても1〜3カ月にわたって排出されることもあるため，尿中抗原で治療効果を評価することはできない．
- 肺炎既往のある患者が，新規の肺炎をおこした際に尿中抗原が陽性であっても，既感染の可能性もあるため，臨床症状やほかの検査結果なども加味したうえで，慎重に診断を行う必要がある．
- 肺炎球菌ワクチン接種後は偽陽性を示す可能性があり，ワクチン接種後5日間は検査を行わない
- 年齢2〜60カ月の乳幼児において，上気道における常在肺炎球菌により偽陽性を示すことが報告されており，鼻腔保菌例で50％程度の偽陽性を示すことも報告されている．

- *Streptococcus mitis* と共通抗原をもつため，偽陽性を示すことがあるが，*S.mitis* は心内膜炎の起因菌であり，肺炎患者から検出される可能性は低い．
- 薬剤感受性試験はできない．

保険 【肺炎球菌莢膜抗原定性（尿・髄液）】検査料210点／免疫学的検査判断料144点

文献 1）呼吸器感染症に関するガイドライン作成委員会：成人市中肺炎診療ガイドライン2007．日本呼吸器学会，2007．

（表　孝徳）

A群β溶連菌迅速試験定性

streptococcus pyogenes　　　検 咽頭・扁桃拭い液

基準値　陰性

どんな検査か？
イムノクロマト法を用いた抗原検出キットであり，検体中に存在するA群β溶連菌のLancefield A群多糖体抗原を特異的に認識するポリクローナル抗体を用いて，菌種を識別する迅速診断法．感度は80〜90％，特異度は95％程度．血液検査を必要としないため，小児でも容易に検査が可能．10分程度で，その場ですぐに結果が出る．

どんなときに調べるか？
A群β溶連菌による急性咽頭炎を疑った場合．小児の咽頭炎の15〜30％，成人の咽頭炎の5〜10％．劇症型溶連菌感染症の原因になり，高率で重症敗血症から死亡に至ることがあるが，多くは咽頭炎が先行している．

何がわかるか？
A群β溶連菌感染症

どう読むか？
検査陽性であれば，A群β溶連菌感染症，A群β溶連菌キャリア．

何に注意すればよいか？
- 検体採取時に，歯，歯肉，舌などに触れ，多量の粘液（唾液，鼻汁など）が検体に含まれた場合は偽陽性になりうるため，検体採取は丁寧に行う．
- 検体中にA群β溶連菌が存在していても，その菌量が検出感度以下であった場合は偽陰性になりうるため，検体採取は丁寧に行う．
- 診断には症状と徴候を用いたCentor's score（表1）と組み合わせて行い，抗菌薬投与について決定する方法も提案されている（表2）．
- 薬剤感受性試験はできない．
- 細菌培養同定検査とあわせて実施した場合，迅速検査結果が陰性

表1　Centor's score

①問診上の発熱>38℃
②圧痛を伴う前頸部リンパ節腫脹
③扁桃の白苔や滲出液
④咳嗽を欠く

表2 米国2学会(内科学会,家庭医学会)と疾病対策予防センターによる治療適応基準

- Centor's score 0〜1項目が合致のとき
  検査(培養,迅速抗原テスト)は行わず,抗菌薬投与も行わない.
- Centor's score 2〜4項目が合致のとき
  以下の(a)(b)(c)のいずれかを採用する.
  (a)迅速抗原テストを行い,陽性の場合のみ抗菌薬を投与する.
  (b)2〜3項目一致:迅速抗原テストを行い,陽性の場合のみ抗菌薬を投与する.
    4項目一致:検査は行わず,抗菌薬を投与する.
  (c)検査は行わず,3〜4項目一致の場合は抗菌薬を投与する.

であった後に施行したとしても,細菌培養同定検査に関しては保険算定できない.

保険 【A群β溶連菌迅速試験定性】検査料134点/免疫学的検査判断料144点
文献 1)藤本卓司:感染症レジデントマニュアル第2版.医学書院,2013.

(表 孝徳)

norovirus 　　　　　　　　　　　　　　　　　　　　　　　　　　　㊝糞便

ノロウイルス抗原定性

📊 基準値　陰性

➕ どんな検査か？

イムノクロマト法を用いた抗原検出キットであり，検体中に存在するノロウイルス抗原を特異的に認識するモノクローナル抗体を用いて，ウイルス種を識別する迅速診断法．

ウイルスの検出感度はRT-PCR法の1/10,000程度であるが，感度は80～90％，特異度は98～100％程度と精度は高い．血液検査を必要としないため，小児でも容易に検査が可能．15分程度で，その場ですぐに結果が出る．

👁 どんなときに調べるか？

ノロウイルス感染症を疑った場合．発症前のウイルス排出者が約30％．ウイルス排出期間は，小児で約4週間，成人で約3週間．

❤ 何がわかるか？

ノロウイルス感染症

📖 どう読むか？

- 検査陽性であれば，ノロウイルス感染症．

❗ 何に注意すればよいか？

- 発症後5日以降は，ウイルス排出量が検出感度以下になり，偽陰性になる可能性がある．
- 一部の遺伝子変異型への反応が低下する場合があり，偽陰性の可能性があることを考慮に入れる．
- 偽陰性である可能性は10％程度あるので，ノロウイルス感染の診断には，地域の流行状況，患者背景（家族に同症状はいないか，集団生活をしているかなど），臨床症状を加味したうえで総合的に判断することが必要．
- 感染は10～100粒子という少量のウイルス量でおきるほど非常に感染力が強いため，検体の取り扱いに注意する．
- 次のいずれかに該当する患者についてのみ，保険算定が可能である．①3歳未満の患者，②65歳以上の患者，③悪性腫瘍の診断が確定している患者，④臓器移植後の患者，⑤抗悪性腫瘍剤，免疫抑制剤，または免疫抑制効果のある薬剤を投与中の患者．

保険 【ノロウイルス抗原定性】検査料150点／免疫学的検査判断料144点
文献 1) 田中智之：新規に保険収載された検査法　ノロウイルス抗原迅速定性検査．モダンメディア，58 (11)：337～341, 2012.

（表　孝徳）

influenza virus　　　　　　　　　　　　　🔬 鼻腔拭い液，咽頭拭い液

インフルエンザウイルス抗原定性

📊 基準値　陰性

➕ どんな検査か？

イムノクロマト法を用いた抗原検出キットであり（一部異なる測定原理のキットあり），検体中に存在するインフルエンザウイルスA型とB型の抗原を特異的に認識するモノクローナル抗体を用いて，ウイルス種を識別する迅速診断法．

検出限界は 103～106 pfu/assay で，陽性になるためには一定量以上のウイルス量が必要．感度は80～100%，特異度は90%程度．鼻腔拭い液のほうが，咽頭拭い液よりも感度がやや高い．特異度に差はない．A型と比較して，B型の感度のほうがやや低い．血液検査を必要としないため，小児でも容易に検査が可能．10～15分程度で，その場ですぐに結果が出る．

👁 どんなときに調べるか？

インフルエンザウイルス感染症を疑った場合．

乳幼児や高齢者，基礎疾患を有するハイリスク患者において死亡原因となり，施設内感染対策の対象疾患としても重要．健康成人で，流行期における典型的なインフルエンザ様症状を有すれば，それだけで診断率は高いので必須の検査ではない．

乳幼児や高齢者，基礎疾患を有するハイリスク患者，ワクチン接種者などでは症状のみでは診断が困難である場合が多く，有用性の高い検査である．ウイルス排出期間は，発症後1～2日がピークであり，発症後12時間以内と5日目以降は少ない．

❤ 何がわかるか？

A型もしくはB型インフルエンザウイルス感染症

📁 どう読むか？

検査陽性であれば，インフルエンザウイルス感染症．

❗ 何に注意すればよいか？

- 陽性の場合，特にハイリスク症例では，肺炎や脳炎の合併，ほかの細菌の2次感染をチェックする．
- 発症後12時間以内は，ウイルス排出量が検出感度以下になり，偽陰性になる可能性がある．
- 偽陰性である可能性は10～20%程度あるので，インフルエンザウイルス感染の診断には，地域の流行状況，患者背景（家族に同症状はいないか，集団生活をしているかなど），臨床症状を加味

したうえで総合的に判断することが必要.
- 発症後48時間以内に実施した場合にかぎり,保険算定が可能である.
- 抗原迅速検査と,インフルエンザウイルス抗体価検査(定性・半定量・定量)およびノイラミニダーゼ定性検査は,同時には保険算定できない.

保険 【インフルエンザウイルス抗原定性】検査料147点
／免疫学的検査判断料144点

文献 1) 菅谷憲夫:インフルエンザ診療ガイド. 日本医事新報社, 2015.

(表　孝徳)

QuantiFERON® ⓔ 全血

クォンティフェロン®（QFT）

基準値　0.1 IU/m*l* 未満

どんな検査か？

クォンティフェロン® は，オーストラリア Cellestis 社製の全血 IFN-γ 測定キットの登録商標である．

最新機種である，クォンティフェロン® TB ゴールド（QFT-3G）では，精度が向上しただけでなく，検体の取り扱いが容易になった．

ELISA 法を用いた酵素免疫測定法であり，末梢静脈から採血した全血を，試験管内で 3 種類の結核菌特異抗原（ESAT-6，CFP-10，TB7.7）で刺激した後に，リンパ球から遊離された血漿成分の IFN-γ（結核菌に対する免疫応答を調整）を測定する．T-スポット® とあわせて IFN-γ 遊離試験（Interferon-Gamma Release Assay：IGRA）と称される．QFT-3G の感度は 92.6%（前機種 QFT-2G の感度は 81.4%），特異度は 98.8%（前機種 QFT-2G も同様）．結核菌特異抗原を用いるため，BCG 接種の影響を受けない．過去の BCG 接種の有無にかかわらず，結核の診断が可能．結核を強く疑っていても菌検査のための適切な検体採取ができない場合，IGRA が補助診断のうえで非常に有用．

前機種 QFT-2G では，検査施設へ早急に検体を郵送する必要があったため，アクセス（距離・時間）の問題で検査困難な場合があったが，QFT-3G ではあらかじめ抗原を含有した専用の採血管を使用するため，この問題は大きく改善した．

どんなときに調べるか？

結核菌感染症を疑った場合．接触者健診への適用．乳幼児を含めた小児でも可．感染曝露機会から 2～3 カ月後に測定．医療従事者の雇い入れ時健診への適用．入職時に施行し，潜在性結核感染症のスクリーニングと，QFT ベースラインとして有用．免疫抑制状態にある患者の健康管理．潜在性結核感染症からの，内因性再燃による活動性結核の発症リスクが高い．

何がわかるか？

肺結核

どう読むか？

- 測定値 A（QFT 値）と測定値 M（陽性コントロール値）により

判定を行う.
「陽性」「陰性」「判定保留」「判定不可」がある(表).

表 QFT-3Gの判定基準

陽性コントロール 測定値M	QFT値 測定値A	判定	解釈
不問	0.35以上	陽性	結核感染を疑う
0.5以上	0.1以上0.35未満	判定保留	感染リスクの度合いを考慮し,総合的に判断する
	0.1未満	陰性	結核感染していない
0.5未満	0.35未満	判定不可	免疫不全などが考えられるので,判定を行わない

(単位はいずれもIU/ml)

A:結核抗原血漿,M:陽性コントロール血漿,N:陰性コントロール血漿
測定値 A (IU/ml) =IFN-γ(A) − IFN-γ(N)
測定値 M (IU/ml) =IFN-γ(M) − IFN-γ(N)

❗何に注意すればよいか?

- 現在の活動性結核である場合,過去に感染を受けたことがある場合に陽性となるため,活動性結核か否かの診断は,地域の流行状況や患者背景,臨床症状,画像所見,塗抹,培養,PCR検査などを加味したうえで総合的に判断することが必要.
- 一部の非結核性抗酸菌(*M. kansasii*, *M. marinum*, *M. szulgai* など)では,結核菌特異抗原を有するため,偽陽性になる可能性がある.
- 免疫抑制状態にある患者(慢性腎不全,HIV感染者,白血球減少状態,ステロイドや免疫抑制薬使用者など)では,刺激に対する応答が抑制され,「判定不可」や偽陰性になる可能性がある.
- 糖尿病は,IGRAの診断特性は影響を受けないとされている.
- 小児,特に5歳未満の乳幼児では,細胞性免疫能が未熟であるため「判定不可」が多く,偽陰性になる可能性があると前機種QFT-2Gではされていたが,QFT-3Gでは感度が向上し,T-スポット®とほぼ同等の感度である.
- 乳幼児や小学生を対象とした接触者健診では,従来よりも積極的にIGRAを適用する.原則的に,ツベルクリン反応よりも優先して行う.
- その他,結核腫,小さな結核病変,超高齢者の肺結核などで偽陰

性になる可能性がある.
- 抗結核治療により陰性化しうるが,陽性のままであることも多く,治療効果の判定目的での使用は不可.

保険 【結核菌特異的インターフェロン-γ産生能】検査料630点／免疫学的検査判断料144点

文献
1) 日本結核病学会予防委員会:結核, 86 (10):839〜844, 2011.
2) 日本結核病学会予防委員会:結核, 89 (8):717〜725, 2014.
3) 藤本卓司:感染症レジデントマニュアル第2版. 医学書院, 2013.

(表　孝徳)

T-スポット®.TB

基準値　5スポット以下

どんな検査か？

T-スポット®は，英国 Oxford Immunotec 社製の全血 IFN-γ 測定キットの登録商標である．ELISPOT（Enzyme-Linked ImmunoSpot）法を用いて，末梢静脈より採血した全血から単核球を分離し，その細胞数を調整した後に，抗ヒト IFN-γ 抗体をコーティングした 96 穴培養プレートに分注し，そこに結核菌特異抗原（ESAT-6，CFP-10）を添加して刺激した後に 20 時間培養し，反応した IFN-γ（結核菌に対する免疫応答を調整）産生細胞数（＝スポット数）を測定する．

クォンティフェロン®とあわせて IFN-γ 遊離試験（Interferon-Gamma Release Assay：IGRA）と称される．感度は 97.5%，特異度は 99.1%．結核菌特異抗原を用いるため，BCG 接種の影響を受けない．過去の BCG 接種の有無にかかわらず，結核の診断が可能．結核を強く疑っていても菌検査のための適切な検体採取ができない場合，IGRA が補助診断のうえで非常に有用．

採血後 8 時間を超える場合は，T-Cell Xtend® を添加することにより 32 時間まで検査を行えるため，アクセス（距離・時間）の問題が少ない．

どんなときに調べるか？

結核菌感染症を疑った場合．接触者健診への適用．乳幼児を含めた小児でも可．感染曝露機会から 2～3 カ月後に測定．医療従事者の雇い入れ時健診への適用．入職時に施行し，潜在性結核感染症のスクリーニングと，スポット数のベースラインとして有用．免疫抑制状態にある患者の健康管理．潜在性結核感染症からの，内因性再燃による活動性結核の発症リスクが高い．

何がわかるか？

肺結核

どう読むか？

- 特異抗原 A（ESAT-6）および B（CFP-10）のスポット数，陽性コントロールのスポット数，陰性コントロールのスポット数により判定を行う．

「陽性」「陰性」「判定保留」「判定不可」がある（**表**）．

表 T-スポット®の判定基準

判定	陰性コントロール値	特異抗原の反応値：高いほう	陽性コントロール値
陽性	10スポット以下	8スポット以上	不問
陽性・判定保留	10スポット以下	6, 7スポット	不問
陰性・判定保留	10スポット以下	5スポット	不問
陰性	10スポット以下	4スポット以下	
判定不可	10スポット超	不問	不問
	10スポット以下	5スポット未満	20スポット未満

特異抗原Aの反応値（個）＝特異抗原Aを用いたスポット数－陰性コントロールのスポット数

特異抗原Bの反応値（個）＝特異抗原Bを用いたスポット数－陰性コントロールのスポット数

- 「判定保留」の場合は，結果の信頼性が低下するため，再検査が必要．再検査の結果が再び「判定保留」であった場合は，クォンティフェロン®を施行する．

❗ 何に注意すればよいか？

- 検査時点で活動性結核である場合，過去に感染を受けたことがある場合のいずれも陽性となるため，活動性結核か否かの診断は，地域の流行状況や患者背景，臨床症状，画像所見，塗抹・培養・PCR検査などを加味したうえで総合的に判断することが必要．
- 一部の非結核性抗酸菌（*M. kansasii*，*M. marinum*，*M. szulgai* など）では，結核菌特異抗原を有するため，偽陽性になる可能性がある．
- 免疫抑制状態にある患者（慢性腎不全，HIV感染者，白血球減少状態など）では，刺激に対する応答が抑制され，「判定不可」や偽陰性になる可能性がある．
- ステロイドの使用による影響は，クォンティフェロン®（QFT-3G）よりも少ない．
- 糖尿病は，IGRAの診断特性は影響を受けないとされている．
- 乳幼児や小学生を対象とした接触者健診では，従来よりも積極的にIGRAを適用する．原則的に，ツベルクリン反応よりも優先して行う．
- 抗結核治療により陰性化しうるが，陽性のままであることも多く，

治療効果の判定目的での使用は不可.
- 測定手技に熟練が求められ,精度管理に左右される傾向があり,QFT-3G と比較して優れているか否かの評価は,現時点では定まっていない.

保険 【結核菌特異的インターフェロン-γ産生能】検査料630点／免疫学的検査判断料144点

文献
1) 日本結核病学会予防委員会:結核, 86 (10):839〜844, 2011.
2) 日本結核病学会予防委員会:結核, 89 (8):717〜725, 2014.
3) 藤本卓司:感染症レジデントマニュアル第2版. 医学書院, 2013.

(表 孝徳)

索引

■あ
- 亜急性甲状腺炎 159
- アキレス腱反射 **94**
- 悪性腫瘍 160
- アジソン病 151
- アシドーシス 87
- アスピリン（サリチル酸）中毒 88
- アセト酢酸 25, 88
- アセトン 25, 88
- アディー症候群 102
- アディポサイトカイン 126, **135**, 137
- アディポネクチン 135, **137**
- アドレナリン 169
- アナフィラキシー 68
- アニオンギャップ 28, 87
- アポリポ蛋白 **148**
- アミラーゼ **177**
- アラキドン酸 153
- アルギニン負荷 17
- アルギニン負荷試験 17, **54**
- アルドステロン 168
- アルブミン 6, 69, 78, 160
- アルブミン定量（尿） 71, 79

■い
- 異常ヘモグロビン症 4
- 一過性覚醒 132
- 一酸化炭素中毒 27
- 胃内容排泄時間測定 **106**
- イヌリン 75
- インクレチン 19, 21
- インスリノーマ 2, 4, 12, 15, 52, 54, 61, 151
- インスリン **12**
- インスリンアレルギー 37
- インスリン依存状態 14
- インスリン感受性 23, 56
- インスリン自己免疫症候群 2, 12, 15, 37
- インスリン受容体異常症 46
- インスリン抵抗性 12, 49, 56, 58, 135, 137
- インスリン負荷試験 17, **56**
- インスリン分泌能 49, 54, 59
- インスリン分泌予備能 54
- インスリン分泌量 14
- インスリン様成長因子-I 174
- インターフェロン 32
- インピーダンス法 **126**
- インフルエンザウイルス感染症 195
- インフルエンザウイルス抗原定性 **195**

■う
- ウエスト周囲長 126, **128**
- ウロフロメトリー 108
- 運動 28

■え
- エイコサペンタエン酸 153
- 栄養障害 179, 180
- エストラジオール 171
- エストロゲン 171
- エピネフリン 169
- エラスターゼ1 **181**
- エリスロポエチン **90**
- エリスロポエチン産生腫瘍 90
- 炎症性腸疾患 136

■お
- 黄体化ホルモン 171
- 黄斑症 66
- 黄斑浮腫 67

■か
- 改変 Davis 分類 63
- 潰瘍形成 111
- カイロミクロン 145

過換気	88
下肢血管超音波検査	**111**
下肢静脈血栓症	111
下肢静脈瘤	111
下垂体機能	54
下垂体機能低下	2, 12, 17
下垂体前葉負荷試験	55, 57
家族性アミロイドポリニューロパチー	104
家族性高プロインスリン血症	15
褐色細胞腫	18, 151, 169
家庭血圧	121, 122
カテコールアミン分画	170
仮面高血圧	122
カリウム	84, 86
カルシウム	160
加齢	15
感覚神経活動電位	97
肝機能障害	148
間欠性跛行	112
肝硬変	15, 17, 26
肝疾患	148
間質性肺炎	88
肝障害	27, 30, 151
緩徐進行1型糖尿病	32, 37, 43
間接カロリメトリー	130
関節リウマチ	136
眼底カメラ撮影	66
眼底検査	63
冠動脈CT	**115**
冠動脈狭窄	115
冠動脈疾患	115, 137
冠動脈心疾患	148
冠動脈プラーク	115

■き

飢餓	17, 151
気管支炎	186
気管支喘息	88
基礎代謝	**130**
基礎代謝測定	131
機能性腺腫	159

機能性腺腫様甲状腺腫	159
急性呼吸不全	88
急性耳下腺炎	177
急性心筋梗塞	151
急性腎障害	80
急性膵炎	177, 179, 180, 181
急性尿細管壊死	82
急性発症1型糖尿病	32, 37, 43, 44
境界型	15, 47
狭窄病変	115
狭窄率	110
狭心症	93, 115
胸痛	117
強皮症	106
魚眼病	148
巨人症	174
ギラン・バレー症候群	104
起立試験	**104**
起立性低血圧	104, 169
筋力低下	86

■く

空腹時血中CPR	14
空腹時血糖異常	47
空腹時低血糖	61
クォンティフェロン®	**197**, 200
クッキーテスト	51
クッシング症候群	12, 17, 151
クッシング病	151, 163
グリコアルブミン	**6**
グルカゴノーマ	17
グルカゴン	**17**
グルカゴン欠損症	17
グルカゴン負荷試験	**52**
グルカゴン様ペプチド-1	**19**
グルコース	**2**
グルコース依存性インスリン分泌刺激ポリペプチド	**21**
グルコースクランプ法	56
グルタミン酸デカルボキシラーゼ	43

くる病·················161
クレアチニン·········69, 73, 75, 76, 78, 80
クレアチニンクリアランス
（eGFRを含む）·············**73**

■け

経胸壁心エコー法·················120
蛍光眼底造影検査·················**67**
経口ブドウ糖負荷試験······2, **47**, 50
経静脈ブドウ糖負荷試験······23, **49**
経食道心エコー法·················120
頸椎症·····················104
頸動脈超音波検査·················**110**
経皮的動脈血酸素飽和度·········132
血圧·················**121**, 122
血液ガス·····················86
血液ガス分析·················89
血液浸透圧·····················26
結核菌特異的インターフェロン
-γ産生能·············199, 202
血漿アルドステロン濃度·········167
血漿グルコース濃度·················2
血漿レニン活性·················167
血清学的タイピング·············44
血栓症·····················154
血中 AVP 濃度·················91
血中アディポネクチン濃度·······137
血中コルチゾール·············163
血糖·························**2**
血糖自己測定器加算·············3
ケトアシドーシス·············25
ケトアシドーシス昏睡·········26
ケトン体·················**25**, 88
ケトン体分画·················25
下痢·····················88
嫌気性菌·····················**182**
顕性アルブミン尿·············69
原発性アルドステロン症···88, 167
原発性副甲状腺機能亢進症······160
原発性副腎皮質機能低下症······164

■こ

高 Ca 血症·················160
抗 GAD 抗体······**32**, 33, 36, 39, 43
抗 IA-2 抗体······32, **33**, 36, 39, 43
高 IRI 血症·················12
抗 RANKL 抗体·················141
抗 TPO 抗体·················32
抗 TSH レセプター抗体·········158
抗 ZnT8 抗体······32, 33, 36, **39**, 43
抗インスリン抗体·············**36**
抗インスリン自己抗体······32, 33, **36**, 39
抗インスリン受容体抗体·········**46**
高カイロミクロン血症·········148
口渇·················47, 84
高カリウム血症·············85, 87
高カルシウム血症·············88
交感神経芽細胞腫·············169
好気性菌·····················**182**
抗グルタミン酸デカルボキシラー
ゼ抗体·····················**32**
高血圧·················121, 122
高血圧症·················93, 169
高血糖高浸透圧昏睡·············26
抗甲状腺ペルオキシダーゼ抗体
·························158
抗サイログロブリン抗体·········158
抗酸菌·····················**182**
高脂血症·····················146
甲状腺·····················**158**
甲状腺機能異常·················169
甲状腺機能亢進症···6, 15, 151, 158, 161
甲状腺機能低下症·········6, 151, 158
甲状腺刺激抗体·················158
甲状腺刺激ホルモン·············158
甲状腺髄様がん·················18
甲状腺中毒症·················159
高浸透圧高血糖症候群·············2
高中性脂肪血症·················135
高張性脱水·····················26

205

高度肥満	124, 129, 135
高トリグリセリド（TG）血症	148
高ナトリウム血症	26, 84
高尿酸血症	83
高比重リポ蛋白	143, 145
抗利尿ホルモン	**91**
抗利尿ホルモン不適合分泌症候群	26, 91
高レプチン血症	135
呼吸器疾患	87
呼吸性アシドーシス	87
呼吸性アルカローシス	87
呼吸不全	27
国際重症度分類	63
骨塩定量	**141**
骨型アルカリホスファターゼ	160
骨粗鬆症	141, 160
骨軟化症	161
骨ページェット病	161
骨密度	**141**
骨量	141
ゴナドトロピン	171
コルチゾール	**163**, 165
コレステロール	**143**, 145
コレステロールエステル転送蛋白（CETP）欠損	146, 148
コレステロール分画	**145**
昏睡	84

■さ

細菌培養同定検査	185
再生不良性貧血	90
サイロキシン	158
サイロキシン結合グロブリン	158
サイログロブリン	158
サブクリニカルクッシング病	163
サルコイドーシス	160
酸塩基平衡	**87**
残尿測定	108
残尿測定検査	109

■し

シェーグレン症候群	177
ジギタリス	86
糸球体腎炎	82
糸球体濾過量	73
自己免疫性1型糖尿病	33, 36, 39
自己免疫性甲状腺疾患	32, 37
脂質異常症	146, 148, 151
脂質管理目標値	143
視神経炎	102
視神経症	102
シスタチンC	74, **76**
シストメトリー	109
持続血糖モニター	**10**
シックデイ	25
脂肪萎縮症	135
脂肪肝	135
脂肪酸分画	**153**
脂肪動員	151
ジホモ-γ-リノレン酸	153
シャント性心疾患	117
十二指腸・空腸カルチノイド	18
終夜経皮の動脈血酸素飽和度測定	134
終夜酸素飽和度モニター	**132**
終夜パルスオキシメトリ	**132**
出血性ショック	27
消化管穿孔	180, 181
硝子体手術	65
常用負荷試験	50
初期インスリン分泌	47
食後高血糖	**10**
食後高中性脂肪症	51
食後糖代謝異常	51
食事負荷試験	**51**
ショック	27, 88
自律神経機能	104
自律神経機能異常	100

自律神経障害	102, 134
心エコー検査	**117**
心拡大	117
心機能	117
腎機能	73, 76
腎機能低下	83
神経因性膀胱	108
神経学的検査	94, 95, 96
神経筋症状	85
神経調節性失神	104
神経伝導検査	**97**
心血管疾患	121
心原性失神	104
腎硬化症	78
人工膵臓検査	60
人工膵臓を用いたグルコースクランプ法	**58**
心雑音	117
腎疾患	87
心疾患による循環不全	27
腎症ステージ	**69**
腎性骨異栄養症	161
腎性貧血	90
心臓足首血圧指数	113
心臓超音波検査	**117**
心電図	85
心電図 R-R 間隔変動	**100**
心電図検査	101
浸透圧	**26**
振動覚	**95**
新福田分類	63
心不全	26, 93, 117
腎不全	15, 17, 26, 27, 30, 82

■す

膵がん	177, 179, 180, 181
推算糸球体濾過量	69
膵性糖尿病	54
膵全摘	177, 179, 180, 181
膵摘患者	17
膵島関連自己抗体	32, 33, 36, 39
膵島細胞質抗体	34, **43**
膵内分泌腫瘍	18
膵嚢胞性疾患	179, 180, 181
膵部分切除	15
スキャッチャード解析	37
ステロイド	6, 8

■せ

脆弱性骨折	141
正常型	47
成人 GH 分泌不全症	174
性腺	**171**
成長ホルモン	54, **174**
赤芽球癆	90
脊髄炎	104
脊髄損傷	104
赤血球増加症	90
絶食試験	**61**
繊維性骨炎	161
全血（毛細管血）グルコース濃度	2
善玉アディポサイトカイン	137
先端巨大症	151, 174
前腸骨陵上線	128
先天性代謝異常症	27

■そ

早期尿細管機能障害	80
総コレステロール	**143**
早朝高血圧	122
僧帽弁逆流	119
僧帽弁狭窄症	119
足関節上腕血圧比	**112**
足趾上腕血圧比	**112**
続発性副腎皮質機能低下症	164
組織低酸素状態	27
ソマトスタチン	**18**
ソマトスタチン産生腫瘍	18
ソマトメジン C	174

■た

体位変換試験	**104**
胎児心エコー法	120
体脂肪	124
体脂肪分解	25

代謝性アシドーシス	85, 87
代謝性アルカローシス	87
代謝性骨疾患	160
体重	**129**
体重減少	47
耐糖能異常	4, 48
耐糖能精密検査	24, 48, 50, 51
大動脈弁狭窄症	119
大動脈弁閉鎖不全症	120
多飲	47
高安病	110
多系統萎縮症	104
脱水	26, 88
多尿	26, 47
多発神経障害	98
多発性硬化症	104
タンジール病	146, 148
炭水化物摂取不足	25
断層撮影法	110, 111
胆道系疾患	177, 179, 180, 181
ダンピング症候群	2, 51

■ち
中間比重リポ蛋白	145
中枢性尿崩症	91
超音波検査	110, 111
超音波法	142
超低比重リポ蛋白	143, 145
腸閉塞	177

■つ
| 椎骨脳底動脈循環不全 | 110 |

■て
低βリポ蛋白血症	148
低 Ca 血症	160
低カリウム血症	85, 87
低血圧症	169
低血糖	2, 12, 61
低酸素血症	27
低体重	124, 129
低ナトリウム血症	26, 84
低比重リポ蛋白	143, 145
デキサメタゾン抑制試験	163
テストステロン	171
鉄欠乏状態	4
デヒドロエピアンドロステロンサルフェート	163
デヒドロエピアンドロステロン硫酸抱合体	166
転移性骨腫瘍	161
電解質	**84**, 87
電子瞳孔計	**102**

■と
動眼神経麻痺	102
瞳孔機能検査（電子瞳孔計使用）	103
糖質ステロイド	12
糖尿病	2, 4, 6, 12, 17, 18, 47, 148, 151
糖尿病ケトアシドーシス	2, 88
糖尿病ケトーシス	177, 179, 180, 181
糖尿病神経障害	94, 95, 96, 97
糖尿病腎症	78, 90
糖尿病腎症早期診断基準	70
糖尿病腎症の病期分類	69
糖尿病性ガストロパレーシス	106
糖尿病性自律神経障害	106
糖尿病性ニューロパチー	104
糖尿病網膜症	67
糖尿病網膜症ステージ	**63**
糖負荷試験	175
動脈硬化	110, 112, 121, 153, 154
動脈雑音	110
ドコサヘキサエン酸	153
ドパミン	169
トリグリセリド	143
トリプシン	**180**
トリヨードサイロニン	158

■な
内因性インスリン分泌能	52
内臓脂肪	126, 128
内臓脂肪型肥満	126, 138

内臓脂肪面積	**126**, 128
内中膜複合体厚	110
内分泌負荷試験	175
ナトリウム	84
ナトリウム及びクロール	86

■に

乳酸	**27**, 30
乳酸アシドーシス	28, 30, 88
乳酸／ピルビン酸比	30
尿細管間質性腎炎	82
尿細管性アシドーシス	88
尿酸（尿酸クリアランスを含む）	**83**
尿浸透圧	26
尿中 L-FABP	**80**
尿中 L 型脂肪酸結合蛋白	**80**
尿中アルブミン	**78**
尿中アルブミン排泄量	69
尿中遊離コルチゾール	163
尿毒症	88
尿流測定	109
尿流量測定	108
尿路結石	83
妊娠糖尿病	2

■ね

ネフローゼ	26, 148
ネフローゼ症候群	6, 78, 82

■の

脳血管障害	110, 121
脳梗塞	154
脳性ナトリウム利尿ペプチド	93
ノルアドレナリン	169
ノルエピネフリン	169
ノルメタネフリン	169
ノロウイルス感染症	194
ノロウイルス抗原定性	**194**

■は

パーキンソン病	104
肺炎球菌莢膜抗原定性（尿・髄液）	**190**
肺炎球菌性感染症	190
肺炎球菌性肺炎	190
肺がん	18
肺結核	197, 200
敗血症性ショック	27
肺塞栓	27
排尿困難	108
培養検査	**182**
白衣高血圧	122
バセドウ病	159
バソプレシン	**91**
発症早期 1 型糖尿病	37
バニールマンデル酸（VMA）	169, 170
パラガングリオーマ	169
パルスドプラ法	110, 111
汎下垂体機能低下症	151
反応性低血糖	2, 51

■ひ

光凝固	65, 67
皮下連続式グルコース測定	11
非ケトン性高浸透圧性昏睡	84
ビスホスホネート薬	141
ビタミン B_1 欠乏症	31
ビタミン D	**160**
必須脂肪酸	153
非定型肺炎	186
ヒト白血球抗原	**44**
肥満	15, 124, 129, 135, 151
肥満症	126
肥満度	**124**
標準体重	124, 129
微量アルブミン尿	69
ピルビン酸	27, **30**
貧血	27, 90

■ふ

不安定プラーク	110
負荷心エコー法	120
腹囲	**128**
複合筋活動電位	97
副甲状腺	**160**
副甲状腺機能亢進症	161

副甲状腺機能低下症	160
副腎髄質	**169**
副腎性クッシング症候群	163
副腎性サブクリニカルクッシング症候群	163
副腎皮質	**163, 167**
副腎皮質機能亢進症	163
副腎皮質機能低下症	163
副腎皮質刺激ホルモン	163
副腎皮質負荷試験	168
副腎不全	12, 160
腹膜炎	177
不整脈	104
ブドウ糖	**2**
プラーク	110
プラスミノーゲン	156
プランマー病	159
ブリットル糖尿病	36
フルオレセイン	67
プロインスリン／インスリン比	**15**
プロセッシング酵素異常症	15
プロラクチン	171

■へ

閉塞性睡眠時無呼吸症候群	132
壁運動異常	117
ヘッドアップティルト試験	**104**
ヘモグロビン A1c	**4, 6**
弁膜症	93, 117
片麻痺	110

■ほ

膀胱機能検査	**108**
膀胱内圧測定	109
ホルネル症候群	102
ホルモン異常	151

■ま

マイコプラズマ抗原定性	**186**
マイコプラズマ抗原定性（免疫クロマト法）	187
マイコプラズマ肺炎	186
マクロファージ	136

末梢動脈疾患	111, 112
末端肥大症	12
マトリックス支援レーザー脱離イオン化飛行時間型質量分析計	182
慢性甲状腺炎	158
慢性糸球体腎炎	78
慢性腎炎	148
慢性腎臓病	70, 148
慢性腎不全	88
慢性膵炎	17, 177, 179, 180, 181
慢性閉塞性肺疾患	88

■み

ミールテスト C	51
ミエロパチー	104
ミトコンドリア遺伝子異常症	30
ミニマルモデル	**23**, 49, 56
脈拍減弱	110
脈拍数	132
脈波図，心機図，ポリグラフ検査	113
脈波伝播速度	**112**

■む

無βリポ蛋白血症	148
無呼吸・低呼吸指数	133
無痛性甲状腺炎	159

■め

メタネフリン	169
メタネフリン・ノルメタネフリン分画	170
メタボリックシンドローム	135, 137, 151

■も

網膜光凝固術	66
モノフィラメント	**96**

■や

夜間高血圧	122
夜間低血糖	10

■ゆ

有機モノカルボン酸	28, 31

ユーサイロイドグレーブス病 ……159
誘発筋電図（神経伝導速度測定を含む.） ……99
遊離サイロキシン ……158
遊離脂肪酸 ……**151**
遊離トリヨードサイロニン ……158

■ よ
溶血 ……85

■ ら
卵胞刺激ホルモン ……171

■ り
理想体重 ……124
利尿薬 ……26, 88
リパーゼ ……**179**
リポ蛋白 ……143, **155**
リポ蛋白 (a) ……157
リポ蛋白代謝異常 ……146
リポ蛋白分画 ……**145**
リポ蛋白リパーゼ (LPL) 欠損 ……146

■ れ
レジオネラ抗原定性（尿）……**188**
レジオネラ肺炎 ……188
レジスチン ……**135**
レシチンコレステロールアシルトランスフェラーゼ (LCAT) 欠損症 ……148, 154
レニン活性 ……168
レニン定量 ……168
レビー小体型認知症 ……104
レプチン ……**135**
レプチン遺伝子異常症 ……135
レムナント ……155
レムナント様リポ蛋白コレステロール (RLP-C) ……157
レムナントリポ蛋白 - コレステロール ……155

■ ろ
肋骨弓下縁 ……128

■ 数字
1,25-ジヒドロキシビタミン D_3 ……162
1,25 水酸化ビタミン D ……160
1,5-AG ……**6, 8**
1,5- アンヒドロ-D-グルシトール ……**6, 8**
1A 型糖尿病 ……33, 36, 39, 40
1 型糖尿病 ……12, 32, 33, 36, 39, 43, 44
1 日必要エネルギー量 ……130
2 型糖尿病 ……15, 137
2 次性糖尿病 ……12, 169
3 ヒドロキシ酪酸 ……25
24 時間蓄尿 CCr ……73
(24 時間) 自由行動下血圧 ……**122**
25 水酸化ビタミン D ……160
75gOGTT ……2, 51
Ⅰ 型高脂血症 ……146
Ⅰ 型糖原病 ……31
Ⅱ a 型高脂血症 ……146
Ⅱ b 型高脂血症 ……146
Ⅲ 型高脂血症 ……146, 149
Ⅳ 型高脂血症 ……146
Ⅴ 型高脂血症 ……146

■ ギリシャ文字
α リポ蛋白 ……145
β-ヒドロキシ酪酸 ……88
β リポ蛋白 ……145

■ A
A ……**169**
AA ……153
ABCA1 欠損 ……146
ABI ……**112**
ABPM ……**122**
ACTH ……**163**, 165
ACTH 依存性クッシング症候群 ……164
ACTH 非依存性クッシング症候群 ……164
Ad ……**137**

ADH	**91**
AG	87
AHI	133
AIR	23, 49, 54
AKI	80
ALP	**160**
Apo A-Ⅰ	**148**
Apo A-Ⅰ欠損	146
Apo A-Ⅰミラノ	148
Apo A-Ⅱ	**148**
Apo B-100	**148**
Apo C-Ⅱ	**148**
Apo C-Ⅱ欠損	148
Apo C-Ⅲ	**148**
Apo E	**148**
ARC	**167**
ARR	167
ATR	**94**
AVP	**91**
A群β溶連菌感染症	192
A群β溶連菌迅速試験定性	**192**
■B	
BG	2
blood glucose	2
BMI	**124**, 129
BNP	**93**
body mass index	**124**, 129
■C	
Ca	**160**
CAVI	113
CCr	73
Centor's score	192
CGM	**10**
CHD	148
CKD	70, 73, 90
CM	145
CMAP	97
CPR	12, 14
CT撮影	116
CT法	**126**
CV_{R-R}	100
Cペプチド	**14**, 32, 52
■D	
DA	**169**
DEXA法による腰椎撮影	142
DHA	153
DHEA-S	**163**
DHLA	153
DI	24, 91
DNAタイピング	44
DPP-4	19, 21
■E	
E_2	**171**
eGFR	69, **73**, 76
EPA	153
EPA/AA比	153
EPO	**90**
■F	
FFA	**151**
Friedwaldの式	144
FSH	**171**
FT_3	**158**
FT_4	**158**
functional dyspepsia	106
■G	
GA	**6**
GAD	43
GH	**174**
GH分泌不全性低身長症	174
GIP	**21**
GLP-1	**19**
glutamic acid decarboxylase	43
■H	
HbA1c	4, 6
HDL	145
HDLコレステロール	**143**
HLA	**44**
HOMA-IR	12
■I	
IA-2	43
IBW	129
ICA	34, **43**

ideal body weight	129	N-アセチル-β-D-グルコサミニダーゼ	**82**
IDL	145	N 末端プロ脳性ナトリウム利尿ペプチド	93
IFN	32	■O	
IFN-γ	197, 200	ODI-3	133
IGF-I	**174**	OGTT	17, **47**
IgG	46	OSAS	132
II	15, 48	■P	
IMT	110	P/I 比	**15**
insulinogenic index	15	PA	167
insulinoma-associated protein-2	43	PAC	**167**
Intact PTH	**160**	PAC/PRA 比	167
iPro2™	10	PAD	111
IRI	**12**, 14, 23	PAI-1	**135**
ITT	**56**	pAVP	91
IVGTT	23, **49**	PG	2
■K		plasma glucose	2
Kg	23, 49	pOsm	91
KITT	56	PRA	**167**
■L		pre-β リポ蛋白	145
LDL	145	PRL	**171**
LDL コレステロール	**143**	PRRI-6	133
LH	**171**	PTHrP	**160**
Lp (a)	**155**	PTH 関連蛋白	160
L 型脂肪酸結合蛋白 (L-FABP)(尿)	81	PWV	**112**
■M		■Q	
MALDI-TOFMS	182	QFT	197
MD 法 , SEXA 法等	142	QFT-3G の判定基準	198
MN	**169**	■R	
M モード法	120	RLP-C	**155**
■N		RLP- コレステロール	155
NA	**169**	RM	146
NAG	**82**	■S	
NCS	**97**	SG	23
NMN	**169**	SGLT2 阻害薬	8, 25
non-HDL コレステロール	**143**	SI	23, 49
NT-proBNP	**93**	SIADH	26, 91
N-アセチルグルコサミニダーゼ (NAG)(尿)	82	small dense LDL	146
		SMBG	2, 10
		SNAP	97

SPIDDM	32, 43
SpO$_2$	132
subCS	164

■T

T	**171**
T$_3$	**158**
T$_4$	**158**
TBG	158
TBI	**112**
Tg	**158**
Tg-Ab	**158**
TNFa	**135**
TPO-Ab	**158**
TRAb	**158**
TSAb	**158**
TSH	**158**
T-スポット®	197
T-スポット®.TB	**200**
T-スポット®の判定基準	201

■U

UAE	69

■V

VLDL	143, 145
VMA	**169**

■W

Whole PTH	**160**

■Z

zinc transporter 8	43
ZnT8	43

プラクティス・セレクション
糖尿病を診る　ポケット検査事典　　　ISBN978-4-263-23648-2

2017年2月1日　第1版第1刷発行

　　　　　　　企　画　『プラクティス』編集委員会
　　　　　　編著者　島　田　　　朗
　　　　　　　　　　黒　瀬　　　健
　　　　　　　　　　三　浦　義　孝
　　　　　　発行者　白　石　泰　夫

発行所　医歯薬出版株式会社

〒113-8612　東京都文京区本駒込1-7-10
TEL. (03)5395-7617(編集)・7616(販売)
FAX. (03)5395-7609(編集)・8563(販売)
http://www.ishiyaku.co.jp/
郵便振替番号 00190-5-13816

乱丁，落丁の際はお取り替えいたします　　　印刷・あづま堂印刷／製本・皆川製本所

© Ishiyaku Publishers, Inc., 2017. Printed in Japan

本書の複製権・翻訳権・翻案権・上映権・譲渡権・貸与権・公衆送信権（送信可能化権を含む）・口述権は，医歯薬出版（株）が保有します．
本書を無断で複製する行為（コピー，スキャン，デジタルデータ化など）は，「私的使用のための複製」などの著作権法上の限られた例外を除き禁じられています．また私的使用に該当する場合であっても，請負業者等の第三者に依頼し上記の行為を行うことは違法となります．
JCOPY ＜(社)出版者著作権管理機構 委託出版物＞
本書をコピーやスキャン等により複製される場合は，そのつど事前に(社)出版者著作権管理機構（電話 03-3513-6969，FAX 03-3513-6979，e-mail:info@jcopy.or.jp）の許諾を得てください．

他科からのコンサルテーションにスムーズに対応ができる必携の一冊!

別冊プラクティス

糖尿病
コンサルテーションブック

糖尿病
医師・医療スタッフの
PRACTICE

編著
吉岡成人
(NTT東日本札幌病院 糖尿病内分泌内科)

森 保道
(虎の門病院 内分泌代謝科)

■A4変型判 152頁
■定価(本体4,300円+税)

■本書のおもな特徴
- 糖尿病患者の増加や高齢化などを背景に、糖尿病患者の多くが他疾患をあわせもつなか、糖尿病診療にかかわる医師・医療スタッフが、他科からさまざまなコンサルテーションを受ける場面が増えている.
- 本別冊は、他科からのコンサルテーションを受けた場合にまずすべきこと、他科疾患における糖尿病管理の実際など、臨床現場で役立つ内容を実践的かつ簡潔にまとめた.

■おもな目次
I 総 論
はじめに/周術期のコンサルテーション/糖尿病患者の末梢静脈栄養/糖尿病患者の中心静脈栄養/薬剤による耐糖能異常/低血糖の原因精査

II 各 論
肝疾患(肝炎, NASH/NAFLD, 肝硬変)/膵疾患(膵炎, 膵がん, 自己免疫性膵炎)/腎疾患(腎炎のパルス療法, 腎移植の周術期管理)/慢性腎不全, 透析(血液透析, 腹膜透析)/内分泌疾患(先端巨大症, クッシング症候群, 原発性アルドステロン症)/血液疾患/重症感染症/消化管疾患, 胃瘻, 腸瘻/妊娠糖尿病, 糖尿病合併妊娠/泌尿器科/精神科/小児の糖尿病/高齢者の糖尿病/終末期・緩和期の糖尿病ケア

医歯薬出版株式会社
〒113-8612 東京都文京区本駒込1-7-10 TEL.03-5395-7610 FAX.03-5395-7611
http://www.ishiyaku.co.jp/